医療情報の利活用と個人情報保護

編 東京大学大学院
医学系研究科
医療経営政策学講座

著 大島一博／ナイル・ブレナン／山本隆一／康永秀生
松田晋哉／樋口範雄／山口育子／平松達雄／小池創一

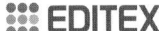
EDITEX

はじめに

　我が国の医療情報化の波は、事務処理の合理化を目的として1960年代に現れた。レセコン、医事コンと呼ばれるシステムで、計算機付きの単純な印刷装置だったが、出来高支払い制を基本とした診療報酬請求には非常に有用なツールであった。1980年代に入ると医療費が高騰し、大規模病院における経費削減のためにオーダエントリシステムが普及を始めた。これは病院内の伝票を削減することが大きな目的であり、紙の運搬や記載された情報を医事システムに再入力する手間を減らし、事務経費の削減に一定の効果を示した。事務処理の時間短縮に伴い、患者の診察後の待ち時間も大幅に短縮された。単なる事務経費の削減だけでなく、病院での患者サービス向上にも効果があったが、医療全体に関わるサービス向上に直接つながるものではなかった。これらのシステムは、主に経済的理由で導入が進められたために普及の速度が速く、2000年頃の我が国は世界で最も医療のIT化が進んだ国であった。

　しかし、医療というサービス全体から考えれば、医療機関の経済的動機は中心テーマではない。患者とのコミュニケーションの向上、医療従事者間の情報共有の効率化、医療従事者の業務の合理化、医学・医療技術の発展、医薬品をはじめ医療の安全性の向上などはいずれも情報をうまく処理し活用することで改善することが期待されるが、これらを目的とした情報化がレセコンや医事コンほどスムーズに発展しているかといえばそうではない。関係者間で精力的に努力はされているものの、まだ道半ばといわざるを得ない。

　レセコンや医事コンは、基本的にはレセプトを作成するという情報処理が使命であった。オーダエントリシステムも、その基本は変わらない。仕事の単位はレセプトを月次に提出することが基本で、返戻への対応を終えればその単位の仕事は終わる。年報を作成し、推移を分析し、あるいは点数改訂でシミュレーションを行なう程度の機能は

あったが、利用者（医療機関）が情報を蓄積し、深く分析することはあまりなく、その情報を疫学的な分析のために提供することもほとんどなかった。システム導入の目的からみれば当然であり、そのために単純なコンピュータシステムでも実用的であったといえる。

　つまり、我が国の医療のIT化は、分析にはあまり向いていないシステムとして始まったといえる。そしてこのことが当初の普及を加速したともいえ、また近年の医療そのものに寄与するためのシステムの普及を遅らせたともいえる。事務処理を中心としたシステムは目的に応じたデータ構造をもち、不幸にも普及早期にはコンピュータシステム自体が非力だったこともあり、限界まで目的に最適化したものであった。あとで別の目的で利用することは、そもそも困難であり、またデータ保持も目的を達成する期間に限定されていた。

　オーダエントリシステムになり、コンピュータシステムの能力にも多少の余裕が出てきたために、検査結果や処方の履歴表示なども可能にはなったが、患者ごとの処理が中心であり、医学的な分析を意識したものは少なかった。多彩な目的のための、いわゆる電子カルテシステムも基本的には医事システムやオーダエントリシステムをベースに設計されることが多く、過去の制限をどうしても引きずりがちであった。最近になり、あらためて設計されるシステムも増えてきて、ようやく過去の呪縛から解放されつつあるというのが現状であろう。

　医療情報システムの発展過程の問題だけではなく、我が国では施設横断的なデータの収集があまり進まなかった。国によっては、医療の情報化自体が発展していない時期から大規模な横断型データベースが整備されていた。例えば、ナイル・ブレナン氏が本書のなかで詳述しているように（第2章）、米国ではメディケアやメディケイドといった我が国でいうレセプト情報の大規模データベースをかなり以前から構築している。医療機関からの請求自体は紙ベースであっても、政府のCenters for Medicare and Medicaid Service（CMS）が電子化して、データベースを構築している。さらにCMS自体が活用

するだけでなく、研究者をはじめ外部の利用者にも、いくつかの条件はあるものの開放している。フランスでは公衆衛生のためのデータベースをかなり前から国が構築しており、他にも大規模データベースをもつ国は多い。それに比して我が国は、国が行なう限定的な調査はあるものの、医療に関する大規模データベースは皆無であった。電子化自体の進行が早かったことを考えると、不思議であり残念でもある。

　しかし、最近になって重要なデータベースが登場した。一般にナショナルデータベース（NDB）と呼ばれているもので、網羅的であることを最大の特徴とする。本書の第1章で大島一博氏が詳述しているが、すでにデータベースとして稼働している。また、康永秀生氏、松田晋哉氏が数々の成果を上げられており、本書でその一部を紹介しているが（第4章、第5章）、DPC関連データの活用もようやく軌道に乗ってきたといえる。さらに、第8章で平松達雄氏が解説しているMID-NETプロジェクトも現在、構築とバリデーションが進められており、数年後には本格的利活用が始まる。その一方で、今まで大きく取り上げられることが少なかったデータの公益目的の二次利用と、個人のプライバシーのバランスが問題として顕在化してきた。第9章で小池創一氏が述べられている統計法に準拠した公的統計資料は統計法で扱いがかなり厳密に規定されているが、レセプト、DPC関連情報、臨床情報などを格納したデータベースは総務大臣が管轄する統計法にはなじみにくく、いずれも適応外とされている。

　情報を収集するときは「活用する目的」があるからこそ電子化してデータベースにするのであり、利用しない情報や不必要な情報は、はじめから収集するべきではない。データベースがさまざまな分析に有用であることは容易に想像されるが、重要な点は患者や医療機関に不当な損害を与えることや、プライバシーを侵害することが許されないことである。万が一にもそのようなことが起これば、最悪の場合、情報提供が行なわれなくなり、データベース自体が崩壊する。データベー

スが研究や調査目的に提供されるときは、患者を直接識別する情報が追跡不可能な形式に変えられている。しかし、診療や健診に関わる情報は複雑であり、経年的に蓄積されればさらに複雑さを増す。他の情報と照合したり、長期にわたる行動記録をみれば、本人が特定できる可能性はゼロではない。したがって、患者や受診者に関しては匿名化情報とはいえず、改正個人情報保護法でいう匿名加工情報に相当する。リスクは低いものの必ずしも識別が不可能とはいえない情報で、扱いに一定の制限が課せられている。

　また、医療機関や健診機関などは、直接特定できるコードが含まれている場合が多い。これは地理的分布や規模の違いが関連する研究・調査には欠かせない情報ではあるが、特定の医療機関を攻撃する材料になっては問題を生じる。米国では病院の情報は基本的にオープンであり、最近は診療に携わった医師個人に関わる情報もオープンになっているとブレナン氏は述べている。一方、我が国ではそこまでの判断はされていない。どちらがよいかという問題ではなく、樋口範雄氏が述べられているように（第6章）、医学の発展や社会保障制度の持続性維持のためには何が必要であるかを広く議論する必要がある。

　問題の本質は、医療情報における公益性を正面から取り上げた法体系が我が国に存在しないことにある。プライバシー保護は人権問題であり、少しもおろそかにできないことはいうまでもないが、医療・健康情報の公益利用は、それなしに医学・医療の発展や有効な施策の決定はできないものである。プライバシー保護を確保しつつ、社会の利益を目指す医療情報の二次利用が合理的な手続きで進められる法体系の整備は、医学にとって死活問題ともいえる。

　欧米でも同様な議論は数年前から活発に行なわれており、例えば英国のThe Academy of Medical Sciencesは2006年に"Personal data for public good"と題するレポートを発行し、現状の問題点を指摘すると同時に解決策を提言している[1]。また、米国のInstitute of Medicineは2009年に"Beyond the HIPAA Privacy Rule"と題す

るレポートを発行し[2]、同様に現状の問題点の指摘と解決策の提言を行なっている。ほかの諸外国も、悩みつつも制度、整備を進めている。我が国でも今回（2015年）の個人情報保護法の改正で、すべての問題点が解消されているわけではなく、医療・健康ビッグデータの分析が健全に発展し、世界に誇る社会保障が持続性を維持するために、迅速かつ継続的に議論を行なう必要がある。本書が読者諸氏の議論の糸口になれば幸いである。

2015年10月

山本 隆一

参考文献

(1) The Academy of Medical Sciences, *"Personal data for public good: using health information in medical research"*, 2006, http://www.acmedsci.ac.uk/p48prid5.html , (cited Aug. 30, 2013)

(2) Institute of Medicine, *"Beyond the HIPAA Privacy Rule, Improving Health Through Research"*, Sharyl J. Nass, et al edit, 2009, Natl Academy Pr, ISBN: 0309124999

CONTENTS

はじめに 3

第1章
我が国における医療情報の活用と個人情報保護の動向 13
　行政的側面からみた医療情報化の動向　13
　医療の情報化とデータ利活用を促進する3つの契機　13
　NDB（ナショナルデータベース）活用の可能性と課題　16
　データヘルスの取り組み事例　20
　データヘルスのいちばんのターゲットは糖尿病　24
　データヘルス活用の課題と新しい基盤づくり　26
　医療情報の利活用とカード一元化の実現に向けて　27

第2章
米国における医療情報の利活用と個人情報保護の現状と課題 ... 29
　CMSのデータを医療提供システムの改善に役立てる　29
　CMSは2種類のリサーチデータを提供　31
　データウェアハウスとバーチャルデータセンター　32
　データ活用を推進するCMS Data Navigator　33
　データ提供でこれまで不可能だったことを可能に　38
　データ共有について　40
　内部でのデータ活用例　44

第3章

NDB利活用の現状と課題 47

NDBの問題点　47

ハッシュ化しても個人が特定される可能性あり　50

NDBの利活用の仕組み　52

レセプト情報の提供形態の追加　55

NDBデータ提供に関する課題　56

第4章

DPCデータベースを用いた臨床疫学研究 57

DPCデータ研究の取り組み　57

研究例1：肝切除術の施設別症例数と死亡率　60

研究例2：我が国における胃瘻造設術の実態　61

研究例3：急性膵炎の予後予測　62

研究例4：泌尿器科手術に腸管前処置は必要か？　64

研究例5：肺塞栓に対する下大静脈フィルターの効果　65

データ利活用におけるアカデミアの役割　67

第5章

医療情報の分析からみえる地域医療とその将来像 69

DPCとNDBのデータを活用した地域医療計画　69

京築医療圏の医療提供体制を分析　71

疾病ごとのアクセシビリティもわかる　74

医療需要を推計し未来に備える　78

福岡県の取り組み　82

各地域・各施設の情報活用力が問われる　85

第6章

日本における医療情報と個人情報保護の法的側面 87

　　医療情報化の3つの大きな課題　87
　　個人情報保護法が警察の捜査の足かせに　88
　　過剰な同意主義に走る日本　89
　　個人情報保護法制度の背景　90
　　医療情報の特質とルールのつくり方　90
　　高齢化社会では「忘れられない権利」が重要　91
　　医療情報の共有と活用を目指す　93

第7章

患者の立場からみた医療情報と個人情報保護 95

　　病院内での個人情報の取り扱いについて　95
　　個人情報に対する患者の意識は二極化　97
　　医療情報の利活用に必要なのは患者の理解　98

第8章

電子カルテ医療情報の利活用とその課題 101

　　利活用とは循環させること　101
　　医療情報と臨床研究データとの違い　101
　　レセプトと電子カルテの違い　103
　　電子カルテ由来DBの紹介（MID-NET）　104
　　電子カルテ由来DBの3要素①「標準化」　106
　　電子カルテ由来DBの3要素②「データ品質」　109
　　電子カルテ由来DBの3要素③「特性/妥当性検証」　110
　　「生きている」データベース　111
　　人材育成と資格化の可能性　112

第9章
医療情報の利活用と公的統計調査の調査票情報 113
医療情報と統計情報　113
平成19年の統計法の改正について　115
統計調査データの利用の仕組み　117
統計調査情報の利用促進にむけて　119

付録 – Panel Discussion
医療情報の利活用と個人情報保護に向けて 123
エビデンスを伝える力を育てる　124
インフォームドコンセントのアメリカの失敗　125
医療情報は誰の情報か？　126
データ管理のコストとメリット　128
遺伝情報の扱いについて　130
医療情報の公的な利用と商業的な利用　136
医療情報の利活用と個人情報保護に必要なもの　137

おわりに 142

索　引 146

分担執筆者紹介 148

第1章
我が国における医療情報の活用と個人情報保護の動向

行政的側面からみた医療情報化の動向

　昨今、医療分野の情報化には大きな動きがあります。しかし、行政がそれをどう受け止めていくべきかは非常に難しい問題です。どんどん推進すべきだという声がある一方で、慎重に環境をつくらないといけないというせめぎ合いがあり、行政のなかでもまだ整理がついていない部分が多くあります。
　医療分野の情報化がだんだんと現実化していくなかで、ここ近年で大きな契機が続いて訪れました。問題がいっそう複雑になってきており、情報化やデータ活用について具体的に議論する基盤ができてきたといえます。

医療の情報化とデータ利活用を促進する3つの契機

　医療分野の情報化は、3つの大きな契機があります（P.14 図1）。第1の契機は、2008年以降レセプトと特定健診（メタボ健診）・特定保健

指導（メタボ保健指導）の結果が標準的な形式で電子化されたことです。これらのデータをストックできるようになり、もちろん活用もできるようになりました。しかし、データを使う主体である健康保険組合などの医療保険者や厚生労働省からすると、どのように使うべきなのかといった検討を十分に行なう前にデータがきてしまったので、その戸惑いがまだ少し続いている状況です。

　第1の契機で、現実に医療情報をどう使うのかという具体論が突き付けられました。揺れ動きながら具体的なデータ活用の動きが進んでいたところに、2017年から第2の契機が始まろうとしています。それが、「マイナンバー」です。「行政手続における特定の個人を識別するための番号の利用等に関する法律」が成立し、2015年10月から新しい番号が国民一人ひとりに通知されます。医療保険者や自治体間での情報連携が始まるのは2017年7月からなので、（原稿執筆時点では）本格的な始動

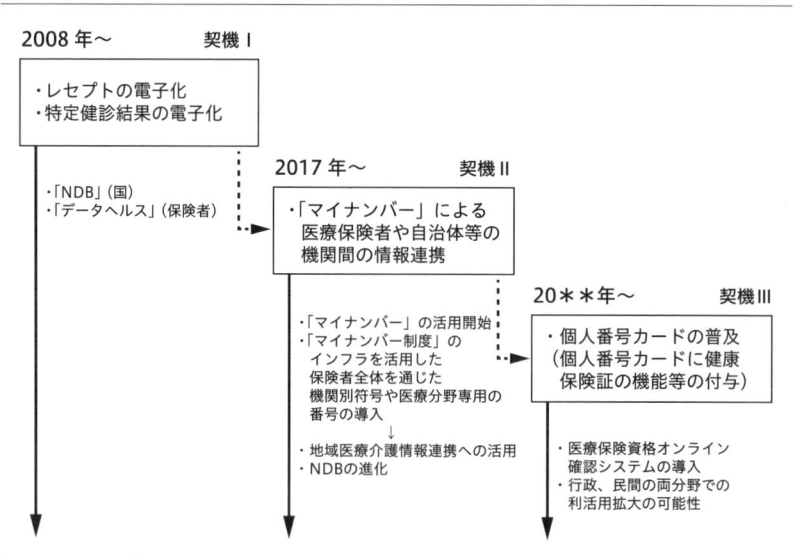

図1　医療分野における情報化・データ利活用を促進する3つの契機

まで少し時間があります。

　マイナンバー制度を医療分野でどのように活かすことができるのか、応用編として考える必要が出てきます。こうしたなかで、2014年末にまとまった厚生労働省の研究会（医療等分野における番号制度の活用等に関する研究会）の中間まとめでは、医療保険の保険資格、例えばどの健康保険組合や国民健康保険に入っているということを、患者さんが病院に行ったときにオンラインで即時確認する仕組みをつくろうという方向が出されています。日本の医療保険には3千数百の保険者が存在しますが、即時確認のシステムを構築する際には、この医療保険者すべてを通じて加入者を特定できる符号番号をつくることが前提となります。

　現在は保険者単位でそれぞれ番号を付けて加入者を管理していますが、マイナンバー制度のインフラを活用することによって効率的に保険者共通の符号番号を導入できるようになり、それによってマイナンバーだけでは狭い範囲にとどまっていた利用の形態が拡大するのではないか、という考え方です。つまり、マイナンバー制度という基盤と保険者間の基盤を組み合わせることによって、より安全でプライバシーに配慮され、かつ効率的な情報連携を可能にする発展的な案を打ち出しています。これが実際に保険者の同意を得てスタートするかどうかは、これからの調整によります。しかしもし、このようなマイナンバーの応用型ができれば、地域の医療介護情報連携への活用やNDB（厚労省が保有するレセプト情報・特定健診等情報データベース）の進化などが効果として期待できます。

　もうひとつは、マイナンバー制度の一環で「個人番号カード」が、新しい仕組みとして導入されます。ICチップが組み込まれた1人1枚のカードですが、これをどうやって活用していくのか、普及していくのかという議論があります。ポイントは、「健康保険証の機能を付与できるかど

うか」にあると考えます。技術的にはできるはずなので、その技術的可能性を実際のメリットとして感じられるように実現していくことが、第3の契機についての課題であるといえます。いつから健康保険証機能が実現するのか、具体的なスケジュールはまだ組まれていません。しかし、いずれこのかたちになるでしょう。そうすると、図1に示した3つの線の流れが次のステージへの発展の基となりながらそれぞれに進化し、医療情報の使い道が拡大していきます。

今後は行政の仕組みだけでなく、実際にデータに携わるであろう医療保険者や医療機関などの合意形成が重要になります。その過程では、情報がきちんと保護されているということや、患者あるいは国民にとってどういう利便性があるのかということをしっかり説明できるかどうかが、成否を握る鍵となるでしょう。

このような状況のなかで、契機Ⅰの部分では目にみえるかたちで動きが具体化し始めました。ひとつは、「NDB」と呼ばれる国（厚労省）におけるレセプトなどのデータベースの構築です。もうひとつは、医療保険者サイドでのデータを使った保健事業、「データヘルス」の展開です。

NDB（ナショナルデータベース）活用の可能性と課題

前述の通り、NDBは厚労省が保有する、レセプトおよび特定健診・特定保健指導結果に関するデータベースです。NDBの仕組みを図にしました（図2）。レセプトについてここで詳しく説明する必要はないと思いますが、簡単にいえば、病院や診療所で受診した患者さんの費用を病院などが保険者に請求するための請求書です（図3）。請求者である医療機関のコードや請求先となる保険者のコード、どういう診療行為が行

第1章 我が国における医療情報の活用と個人情報保護の動向

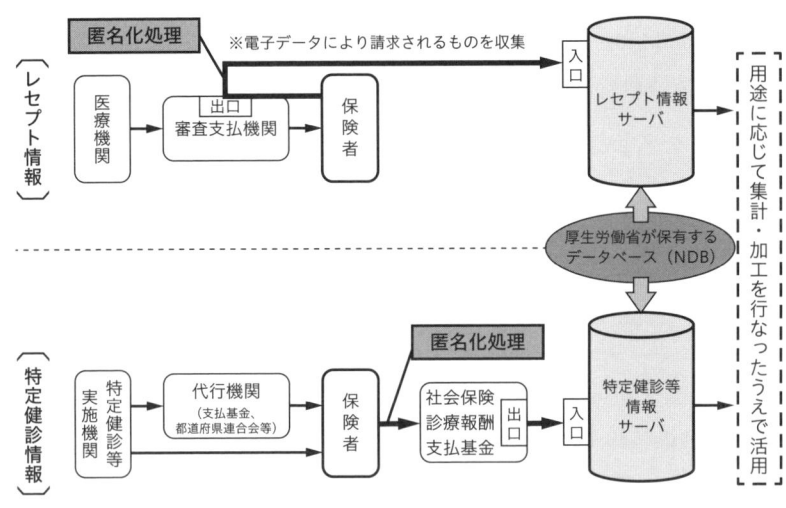

図2 レセプト情報・特定健診等情報データベース（NDB）

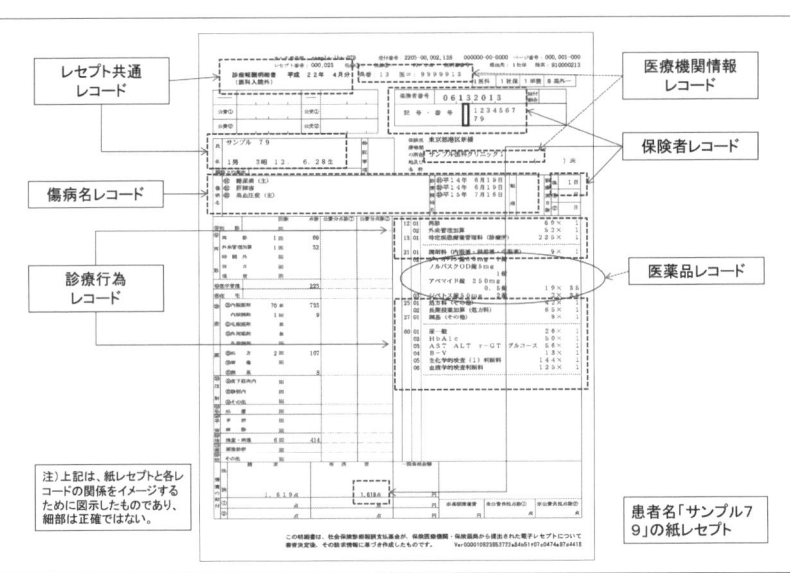

図3 レセプトの内容

なわれたかといったことなどが電子的に標準化されたかたちで作成されます。薬局についても、保険を使った場合は同様です。これを最終的には、健康保険組合や国民健康保険などの医療保険者が保有します。

　このレセプトのデータを厚労省も保有する仕組みになっていて、匿名化処理を施した全レセプトをストックしています。また、40歳以上74歳以下の人については、2008年から加入する医療保険者に特定健診（メタボ健診）や特定保健指導（メタボ保健指導）の提供が義務化されており、そのデータも医療保険者は保有します。厚労省もまた、このデータを匿名化処理をしたうえで、保有しています。

　医療保険者は、診療情報であるレセプトと身体情報である特定健診結果、この2つの情報を同時に活用できる状態であるわけです。厚労省のNDBでも同じロジックで2つの情報を匿名化していますので、正しく機能していればレセプトと特定健診とを突合できます。レセプトは、医療機関・薬局ごとに、患者1人につき毎月1枚の単位で作成され、2009年からこれまでの間に約90億件、特定健診関係は約1億2,000万件のデータが蓄積されています。みなさんがどこかの病院や診療所に行って受けた保険診療の情報は、匿名化されたうえで全部NDBのなかに入っているのです。

　では、それらのデータを何に使うのか、どのように役に立てるのかというと、現時点ではいまひとつ遅れているといわざるを得ません。NDBの課題として、まずデータのクレンジングがあります（図4）。

　レセプトと特定健診結果を結合すると、いろいろと有益なことがわかってきます。例えば、糖尿病の治療を受けているかどうかは、レセプトで確認できます。血糖値の状況は、特定健診のヘモグロビンA1cでわかります。両者を活用すれば、診療による血糖値の改善効果がみられるはずです。

ところが、現在のNDBでは、この2つのデータの突合がうまく機能していません。レセプトと特定健診の記載要領に半角と全角の違いがあり、その違いを補正せずに匿名化処理を行なっていたために、ほとんどマッチングできていないという状況になっていました。結合できない原因がすぐに判明したので、早急に修正のプログラムを作成し、これまでのデータも含めてマッチングできるように作業を進めています。データを収集し始めてからすでに5～6年が経ちますが、実際にデータを使い始めた今頃になってデータの不備に気が付き始めたというお恥ずかしい状況であり、データクレンジングは優先課題となっています。

ほかにもいくつかの課題があります。保険者が変わった場合、例えば会社勤めの人が退職して社会保険から国民健康保険に変更したときは、その人を特定する被保険者番号が変わりますが、現在は追跡できずにそこで途切れてしまいます。NDBは、データの保存期間の設定次第では、生まれてから亡くなるまで100年間のデータをみることもできるので、一生涯を通じてどのように医療費が変化したかという非常に遠大なデータ分析もできるようになります。しかし、保険者が変わると、同一人としての確認ができなくなってしまいます。この問題については、契機Ⅱ

- データクレンジング
- 保険者を異動した場合の追跡
- 介護保険データベースとの突合
- 医療政策の検討に有益な解析手法
- 研究者等第三者への提供
  など

図4　NDBの課題

のマイナンバー制度の導入に伴って、マイナンバーインフラを活用した医療保険者共通の加入者符号番号を創設して、プライバシーの保護に配慮しながら、同じ人を特定できる仕組みをつくることができるのではないかと考えています。また、介護保険情報も医療情報と結合した分析ができればいろいろと役に立つ結果を出すことができますが、今は結合する仕組みになっていません。医療保険データベースと介護保険データベースという制度を超えた情報結合は、個人情報保護の観点から一段高いハードルがありますが、これについても今後知恵を絞って解決策を見いだす必要があります。

　このようにNDBにはいくつかの問題点がありますが、多くの可能性を秘めています。NDBの存在があまり知られていないこと自体もひとつの課題です。これについては、2015年から「NDB白書」のようなものを厚労省でつくることが予定されています。NDBの中にこんな情報が入っていて、ざっくり統計処理すればこんなことがわかります、ということが示されるようになります。

　そのほかの課題としては、膨大な情報がありながら、医療政策、厚労省の行政政策にまだ十分活用しきれていないことです。どうやったら活用できるかは解析手法を組み立てることが重要ですが、その点が遅れています。しかし、ようやくこうした課題を整理できるようになったのが進歩でもあります。整理した課題を解決する頃に、さまざまな効果が行政面に、ひいては国民にとって出てくるはずです。

データヘルスの取り組み事例

　医療保険者がレセプトや特定健診結果のデータを保健事業（ヘルス事業）に活用していくためのプログラムを「データヘルス」と呼んでいま

す（図5）。2014年度中に多くの医療保険者でデータヘルス計画の策定が行なわれ（P.22 表1）、2015年度からその計画に基づく事業実施が始まります。保険者によって熱心なところとそうではないところがあるのは事実ですが、全体としてみれば、データを活用した疾病予防や健康増進の取り組みが大きく動き出したといえます。

データヘルスの具体的な内容のひとつとして、意識付け対策が挙げられます。これまでは健診結果の通知が紙できて、それを各自で保管するというのが一般的でしたが、個人用のWebページを健保組合などが用

○ 保険者は、レセプトが電子化された平成21年度以降、レセプトデータおよび特定健診等データを電子的に保有することが可能になった。
○ レセプト・健診情報等を活用したデータヘルス（医療保険者によるデータ分析に基づく保健事業）を今後推進。

保険者における取組事例

① 現状の把握
・レセプトや特定健診等の分析を踏まえた保健事業の推進
　被保険者の受診状況、医療機関や医薬品に関する情報の収集・分析を踏まえ、保険者の特性や課題を把握したうえでの効果的な保健事業の実施。
　保険者による分析を支援するシステムが稼働
　・国保データベースシステム：平成25年10月から　・レセプト管理・分析システム：平成26年4月から

② 糖尿病性腎症重症化予防を始めとする有病者の重症化の予防
・保健指導の実施
　病名・投薬状況等から必要と判断される者に対し、医療機関と十分に連携し、生活習慣病等の改善に向けた指導を行う。
・医療機関への受診勧奨
　健診データとレセプトデータを突合し、健診データで異常値を出しているにもかかわらず、通院していない者等に対し、受診勧奨を行う。

③ 被保険者に対する情報提供・指導
・重複・頻回受診者に対する指導
　同一の疾病で複数医療機関に受診している者等へ指導
・後発医薬品の使用促進
　差額通知の送付等を行い、後発医薬品の使用を促進
・医療費通知の送付
　医療費の実情、健康に対する認識を深めることを目的とし、被保険者・被扶養者に対し医療費を通知

図5　データヘルスの概要

意し、そこを閲覧することによって自分の健診結果をみることができるようになります。過去の記録もあるので変化の具合もわかる、一種のパーソナルヘルスレコードです。同世代の人との比較もできます。こうしたサービスをどこまで便利に発展させられるか、健保組合自身も委託先の事業者と相談しながらいろいろ考えているところです。

しかし、実際にこうした情報提供の取り組みを始めた医療保険者の話を聞くと、健診結果などの情報を閲覧できるようにしても、すぐに飽きられて利用してもらえなくなるという声があります。ユーザー（加入者）にもっと関心をもってもらうためには、Webサイトをみておもしろいと思わせる工夫や、仲間も健康づくりに頑張っているんだなということがわかる仕掛けが必要でしょう。企業とタイアップして商品のコマーシャルなどを入れて運営費の一部をそこから得たりしながら、民間の知恵と工夫で楽しいWebサイトを構築する試みも始まっています。健保

＜健保組合・協会けんぽ＞　　　　　　　　　　　　　　平成27年4月現在

	作成済み	未作成	計
健保組合	1,366 組合 (98%)	34 組合 (2%)	1,400 組合 (100%)
協会けんぽ	47 支部＋船保 (100%)	ー	47 支部＋船保 (100%)

＜国保＞　　　　　　　　　　　　　　　　　　　　　　平成27年4月現在

	作成済み・作成中	未着手	計
市町村国保	1,071 保険者 (61.5%)	670 保険者 (38.5%)	1,741 保険者 (100%)

＜後期広域連合＞　　　　　　　　　　　　　　　　　　平成27年4月現在

	H26' 作成済み	H27' 以降作成予定	計
広域連合	32 (68.1%)	15 (31.9%)	47 (100%)

表1　データヘルス計画の作成状況

組合自らが手間暇かけてWebサイトをつくる必要はなく、ITやヘルス事業に明るい民間事業者に委託するのがむしろ通常です。データヘルスに必要となる専門性を担保するためには、医療保険者が優良な委託先事業を見いだし、その情報を医療保険者同士で共有化していくことが重要だと考えます。

加入者の疾病予防や健康増進を支援する第一歩として「意識付け対策」により、健康に関心をもってもらうことが大切です。

中小企業では、事業所に健康づくりの重要性を知ってもらう、つまり事業所への意識付け対策も効果的です。特定健診の結果を使いながら、事業所で働いている従業員の健康が総体的にどんな状態であるのかレーダーチャートに示す動きがあります（図6）。情報の「見える化」によって、工場長や所長に関心をもってもらい、職場の従業員はどうも血圧が

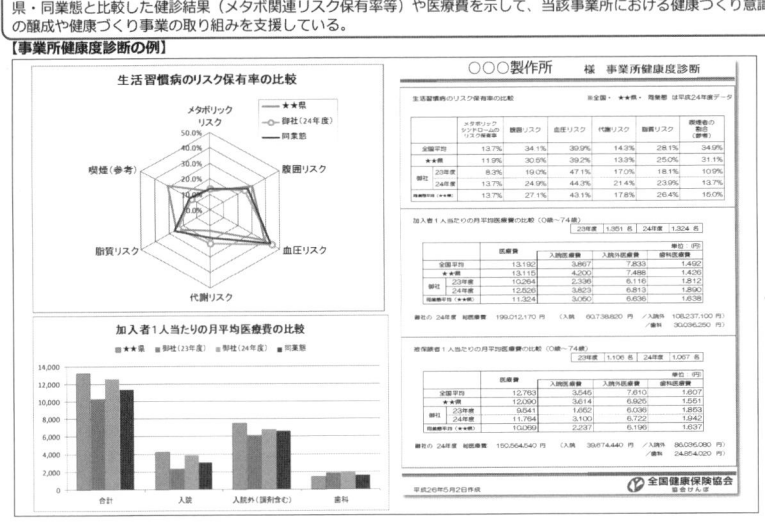

図6　事業主への医療・健康情報提供の取り組み

高いなとか、喫煙率が高いなというのを知ってもらい、他の類似事業所と比較しながら健康対策を進めてもらう。こうした動きも今後広がると思います。

　今後出てくる可能性がある情報提供のひとつは、処方されている薬を一覧的に表示する機能です。複数の病院にかかっていても、処方されている薬をまとめて確認できるようになります。表示する相手先を、かかっている医師や薬剤師とするのか、それとも本人とするのかなど、多くの検討事項もありますが、これができれば薬の重複投与や過剰投与、飲み合わせの問題への対応が大きく進みます。

データヘルスのいちばんのターゲットは糖尿病

　意識付けがいかに重要かがよくわかる、おもしろいデータがあります。2008年に特定健診（メタボ健診）が始まり、メタボという言葉がテレビや新聞などでも頻繁に取り上げられるようになりました。その影響だと考えられますが、日本の糖尿病の患者と糖尿病予備軍を合わせた糖尿病の有病者数が、統計調査を取り始めてから、初めて減少しました（図7）。このグラフは5年ごとの推移ですが、2007年までは着実に増えていて、糖尿病とその恐れがある人は2,200万人いましたが、2012年に初めて減少に転じたのです。その原因を学術的に分析した論文などはまだ承知しませんが、おそらくは「メタボ」が社会的な関心事になったことが大きく影響しているのではないでしょうか。意識が変われば健康改善につながる好事例と思います。

　データヘルスで疾病予防・健康増進のいちばんのターゲットになるのは、「糖尿病」です。糖尿病の多くは、生活習慣の改善によって予防できます。放っておいたときの行き着く先が人工透析や失明などで、たいへ

んな思いをする糖尿病は、2008年から始まったメタボ対策のターゲットであり、データヘルスはこの点を引き継いでいます。早期の段階で保健指導によって脱メタボを図ろうとする特定保健指導の取り組みが始まって約7年経ち、多くの実践事例が出ています。これを厚労省が吸い上げて集積し、よりよい保健指導の普及に努めることが重要です。

今後の新しい話としては、「重症化予防」があります。今までは主に生活習慣病のかかり始めを対象にしていましたが、今後は人工透析になる直前の腎症の患者や、一度脳卒中や心筋梗塞にかかった人の再発防止など、どちらかというと医療の範疇だと思われていたところにもヘルス事業をかぶせていこうという考え方です。これもレセプトをみることによって誰を対象にすべきかが効率的にわかります。そういった人に対して保健師や管理栄養士がアプローチして重症化や再発に至らないように

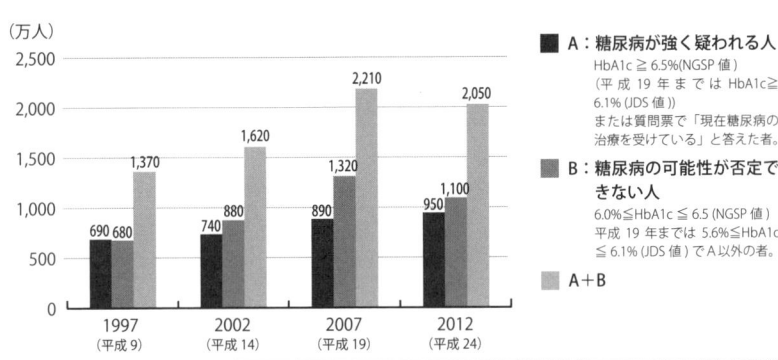

図7　糖尿病有病者数の推移

するという試みです。主治医や医療機関などとの連携が必要ですので、事業の難易度は高くなります。

データヘルス活用の課題と新しい基盤づくり

　データヘルスは、2014年度は計画作成の段階でしたが、2015年度から計画に基づく事業実施が始まっています。現時点でいくつかの課題がみえてきました。ひとつは、しっかりと取り組みを行なった医療保険者をどう評価していくか、どういう指標で評価していくかということです。評価後は、当然インセンティブが考えられますが、医療費が減るからインセンティブは必要ないのではないかという議論もあります。ですが、医療費抑制効果は糖尿病にしても認知症にしても10年、20年先のことなので、今すぐなにかメリットを感じる仕組みとしてインセンティブがないと、なかなか広がらないでしょう。

　データヘルスを進めていくうえでのもうひとつの課題は、事業主や企業とどうタイアップできるかです。健保組合がある企業に勤めている人も、健保組合が最近変わったと感じることはまだ少ないと思いますが、健保組合はアクティブに変わらなければならない時期にあります。活用すべきデータをもっているわけですから、積極的に加入者の健康を考える組織体に変わる必要があります。これまでとは少し違うマインドをもった人が医療保険者の事務局で働き、意識改革を進めることが必要です。そのためには、そこに人を送り込む企業の経営者の意識改革も必要です。健保組合をはじめとする医療保険者が魂を込めて、どういうことをやれば加入者がより健康になれるかということを考えれば、もっといろいろな取り組みが出てくるはずです。

　また、データを集積してエビデンスを明らかにしていくことも重要で

す。それができないと、取り組んだことが根付いていかないからです。2015年から2017年までの3年間はデータヘルスの助走期間であり、試行錯誤があってもいい期間と位置づけています。その間に試みられた取り組みとデータによって、費用対効果の高いプログラムを探り出しそれを標準にしていく方針です。

　前述のNDBと同様に、課題が整理できるようになったことは、取り組みが進んできたことの裏返しといえます。これらの課題が広く共有されることで、データヘルスはさらに進化していくでしょう。

　第1の契機は課題が何かをある程度いえるようになりましたし、そのための解決策も出てきます。第2の契機以降は、まだマイナンバーの導入がこれから始まるところなので、ほとんどの国民がそれによって何が変わるのかと縁遠く感じていると思います。しかし、着実に動きが具体化してくるでしょう。例えば医療分野では、社会保険診療報酬支払基金や都道府県国保連合会といった医療費を流通させるための既存のネットワークがありますので、そこにマイナンバー制度を動かす基盤を活用することによって、医療分野用の新たな符号番号の生成やオンラインでの保険資格確認の仕組みが構築可能になります。

医療情報の利活用とカード一元化の実現に向けて

　個人番号カードに健康保険証の機能を付与する方向で検討が始まっています。個人番号カードをもっていれば病院に行って読み取り機にかざすことによって、当人がどの医療保険に所属しているのか、また高齢者であれば窓口負担が1割負担なのか3割負担なのか、といったことがオンラインにより即時に回答が返ってくるようになります。レセプトへの自動転記の仕組みが加われば、病院などからの過誤請求を減らせます。

また、回答の基となる各医療保険者からの情報の更新頻度や、過去にさかのぼって被保険者となった場合の取扱いなどについては今後の検討事項ですが、設計次第では過誤請求をさらに減らせると考えられます。このほかにも、すべての医療保険者にシステムへの参加を求める方策やシステム運営経費の分担など、実現に向けては多くの課題があります。オンライン資格確認と現行のアナログでの資格確認が併存することによる非効率も最小化させる必要があります。このような点を含めて、2015年より厚労省を中心として、具体化な解決に向けた詳細な検討が始まっています。

　政府においては2014年6月に、「個人番号カードについては、そのICチップの空き領域や公的個人認証サービスなどを活用し、健康保険証や国家公務員身分証明書など、公的サービスや国家資格等の資格の証明等に係るカード類の一体化・一元化により、広く普及を図る」との方針を示しています。また、ICチップの空き領域の民間への解禁も検討事項です。今後、行政と民間の双方で、カードの効果的な利用方法についての議論が進むものと思われます。しかしながら、厚労省ではデータを積極的に使おうというよりも、どちらかというと失敗したときの心配が常にあります。データが漏洩した場合やシステムがダウンした場合にどうするかというような、守り志向のマインドが働きます。オープンなかたちで議論を進めていき、そういった心配を乗り越えていくような知恵や技術を産学官で産み出していくことが必要です。

　医療分野の情報は、国民のいわば共有財産として有効に活用していくべきです。今後も多くの人が関心をもち、さまざまな議論や提案を行ない、利活用と情報保護の双方に配慮されたよりよい仕組みづくりに反映させていくことが重要であると考えます。

第2章
米国における医療情報の利活用と個人情報保護の現状と課題

CMSのデータを医療提供システムの改善に役立てる

　本章では、米国でのヘルスケアの解析ツールに関する取り組みについて、その内容や事例について紹介します。

　米国の医療サービスはさまざまな支払い者ごとに分断化されており、そのなかで最も大きな医療サービスの支払い者がCMS（Centers for Medicare & Medicaid Services, US Federal government）です。CMSは、2016年までに1億2,300万人をカバーするほどの大きな組織になるといわれています。

　CMSには、大きく分けて3つのプログラムがあります。ひとつはメディケアのプログラムです。メディケアは、65歳以上の高齢者を対象とするプログラムです。2つめは、低所得者をカバーするメディケイドのプログラムです。そして3つめとして、保険を購入する人たちへの助成金を提供する新しいヘルス・インシュアランス・マーケットプレイスがあります。これらのプログラムを通して、CMSは多くのデータを作成しています。

CMSでは、メディケアだけで年間25億件の請求が起こされます。それに加えて、コールセンターやWebサイト、あるいはプロバイダ・クオリティ・レポートや電子カルテからデータを受け入れています。さらに新しいものとしては、ヘルス・インシュアランス・マーケットのデータがあります。これらのデータには個人情報が含まれていますので、受給者のプライバシーを守ることが非常に重視されています。

　CMSには、アメリカの医療システムを変えていくという難しい任務があります。医療費を抑えながら、より高い質を追求し、よりよい結果を得る必要があるのです。先に挙げたデータは、このような医療の変革に重要な役割を果たします。革新的な新しいかたちのケアが進展していくことが大事であり、データはその助けになります。データはCMSの内部で意思決定するためにも重要になります。また、医療関係者にとっての改善にも、データは非常に重要な役割を果たします。医療の提供システムを変えながら、データを使って実用的な情報産物をつくっていき、そして透明性を確保することに努めることが大切です。

　CMSは、さまざまな関連団体と情報共有を行なうことで、医療システムの質、そして効率の改善につなげています。情報を共有する際に最も重要なのは法律的なことですが、これは、そうしたことが患者プライバシーに関係するからです。実際には、医療情報を開示するための根拠となる法律が存在しますので、それに従うことになります。データを提供するためには、まず法的にその権限が認められなくてはいけません。法的根拠となる大きなものとして、「社会保障法」というメディケアプログラムをカバーする法律があります。

　ほかにも限定的にデータを渡したり、あるいはデータ開示を請求される場合があります。主なものとしては、1974年のプライバシー法、それからHealth Insurance Portability and Accountability Act、これ

はHIPAA（ヒッパ）と呼ばれているものです。このプライバシー法とHIPAAのいずれも、データを提供したら、開示のたびに追跡する必要があります。CMSではData Use Agreement（DUA）という契約を使っていますが、これに関してはのちほど説明します。

プライバシー法もHIPAAも、研究のためのデータ提供は可能です。また、エージェンシーがヘルスケアのオペレーションのために、他の機関にデータを提供することもあります。もちろん、データの利用が認められている目的でなければ、データを提供することはできません。

CMSは2種類のリサーチデータを提供

リサーチデータファイルには2つのタイプがあり、研究者は目的に応じてファイルを選んで使うことができるようになっています。ひとつはLimited Data Set（LDS）で、もうひとつはResearch Identifiable Files（RIFs）というものです。LDSには患者の名前や住所など、個人を識別するようなデータは入っていません。それに対して、RIFsにはすべての情報が含まれています。ただし、社会保障番号は暗号化されています。

LDSは比較的簡単に入手することができます。病院のファイル、または医師のファイルなど、個人情報が含まれていないデータが必要な人に対しては、必要書類に記入してもらえばすぐにファイルを提供することができます。例えば、CMSに関して病院の5年間の情報がほしい場合は、使用料を支払い、契約書にサインをするだけです。

一方、RIFsを入手する手順はもっと厳格で、かなりの量の書類を求められます。まずはCMSのプライバシーボードが検討し、どのようなリサーチに使用されるのか、プロトコルのレビューなども入ります。そし

て要求されているデータが実際に必要最低限のデータであると認められれば、HIPPAから研究目的の必要最低限のデータのみが提供されます。

データウェアハウスとバーチャルデータセンター

CMSには、大規模なデータウェアハウス「CCW（The Chronic Condition Warehouse）」があります（図1）。CCWは非常に力を入れてつくられており、個人とデータを、時間をまたぎ、そして人（病院、診療所あるいはナーシングホームなど）との異なったセッティングをまたいでどうやってつなげていくか、どのようにリンクさせるのかなど、多くの難しい課題がありました。

CCWには現在、1999年までさかのぼる約3,150億個のデータがあ

- The Chronic Condition Warehouse（CCW）は、外部研究者とCMS内部の調査・分析部門を支援することを目的とするCMSの調査データウェアハウスである。
- 固有の受益者IDにより、ユーザーは以下に例示するように、CCWデータ全般にわたってデータの関連付けを行なうことができる。
    - メディケア受益者の人口統計と加入状況（1999年～現在）
    - メディケアの出来高払い方式（FFS）請求件数（1999年～現在）
    - メディケア パートDの事象データ（2006年～現在）
    - メディケイドの受給資格と請求件数（1999～2009年）
    - メディケア-メディケイドのリンクしたファイル（2006～2008年）
    - 評価データ（導入時～現在）
- 新たなデータアクセス方式：Virtual Research Data Center（VRDC）

図1　調査データの普及

り、さらに毎月15億個くらいのデータが追加されます。そして、日本より進んでいる注目すべき取り組みとして、新たな世代のデータアクセスのメソッドである「バーチャルリサーチデータセンター（VRDC）」があります。研究に対してデータの使用許可が出た場合、これまではデータリクエストを出してもらい、データを暗号化して研究者に送ることになっていました。研究者はそのデータを保存するために自分たちが使用しているシステムが、セキュアであることを我々に証明する必要がありました。

そのような従来のやり方に対して、現在はバーチャルアクセスの方法に変わってきています。バーチャルアクセスは、CMSにも研究者にとってもメリットがあります。

研究者にとっては、コストを抑えられるというのが最大のメリットになります。物理的にデータをやり取りすると、多くのコストがかかる場合があります。例えば、大量のデータをリクエストすると、データの取得コストが50万ドルにもなることがあります。しかし、バーチャルリサーチデータセンターは、データ量に関係なくコストは1年あたり4万ドルと決まっているので、大きなコスト削減になります。

また、プライバシー保護の面では、データがCMSのデータ用インフラから出ないという点で大きな安心感があります。研究者はどこからでもネットワークを通じてバーチャルリサーチデータセンターにアクセスするだけでよく、物理的なデータの移動に伴うリスクは皆無です。

データ活用を推進するCMS Data Navigator

米国では、政府のデータの透明性を高める大きな取り組みがあります。これはオープンデータ運動と呼ばれています。

CMSは、目的のデータを探しやすく、より多くのデータを無料で提供することを目指しています。

　CMS Data Navigatorには、CMSのデータの全リソースが集約されています。約200箇所ものWebサイトに点在するデータを集めるのは容易なことではありません。このシステムが完成して初めて、各所に散らばったデータを1つにまとめることが可能になりました。CMS Data Navigatorに含まれるデータセットのなかには、地域差や慢性疾患を取り上げたものもあります（図2）。

　このデータセットを使って、メディケアの支出が各地域でどれくらいあるのかを分析できるようになりました。また、それぞれの慢性疾患についてもみることができます。例えば、地域ごとの違いを州レベルでみることができますし、または地域の病院レベル、郡のレベルでもみることができます。アメリカには3,000くらいの郡がありますが、そのレベルでみることができ、データをダウンロードしてさまざまな分析ができます。しかも、これらのデータは時間をまたがってみることができるので、医療品がどれくらい使われているのか、品質はどうなのかということがローカルなレベルで動きがわかります。

　さらに、非常に使いやすいダッシュボードという直感的なツールを使ってみることもできます（図3）。ここでみているのは、地域ごとの一人当たりの支出です。この例では、ワイオミングは7,000ドル以下ですが、ルイジアナやテキサス、フロリダは1万ドル以上で、かなり支出が高いということがわかります。これは英語でいうところの「Comparing apples to apples」、つまり同じ目線でそれぞれの地域ごとの違いを直接比較しています。

　もうひとつのダッシュボードをみてください（P.36 図4）。これはそれぞれの受益者ごとに慢性疾患をみたものです。アルツハイマー病や関

第 2 章　米国における医療情報の利活用と個人情報保護の現状と課題

● 州や HRR や郡のレベルでの集約的指標のデータセット

　地域差の公的使用ファイル：集約した人口統計、支出、利用度、および質の指標

　(http://www.cms.gov/Research-Statistics-Data-and-Systems/Statistics-Trends-and-Reports/Medicare-Geographic-Variation/index.html)

　慢性疾患の公的使用ファイル：慢性疾患の有病率と複数の慢性疾患を持つ受益者の支出に関する集約データ

　(http://www.cms.gov/Research-Statistics-Data-and-Systems/Statistics-Trends-and-Reports/Chronic-Conditions/Geographic-Data.html)

● 2007 ～ 2012 年に Medicare Fee-for-Service（FFS）に加入した受益者の全メディケア請求データに基づく

図 2　地域差と慢性疾患のデータ

ワイオミング　7,000 ドル以下

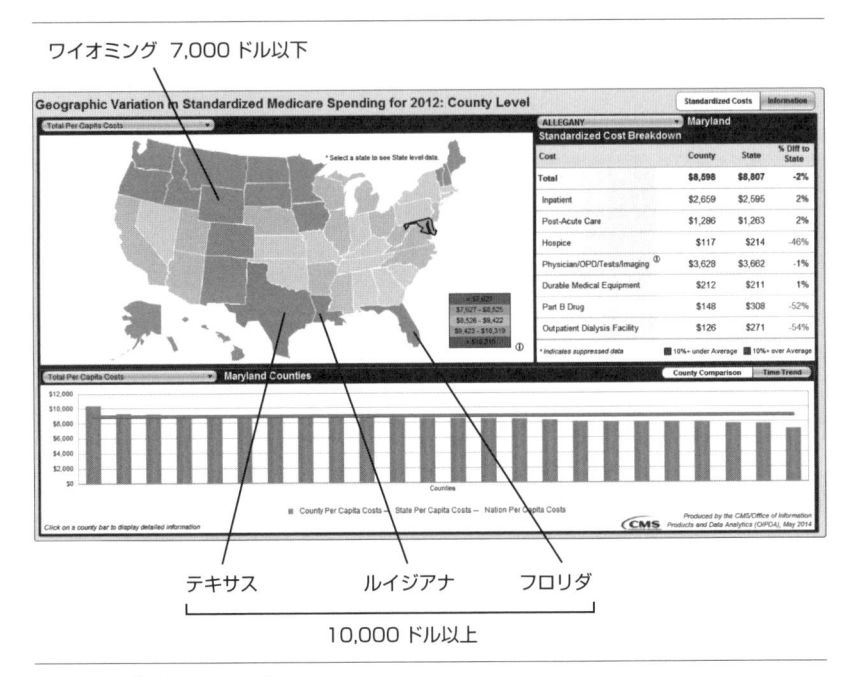

テキサス　ルイジアナ　フロリダ
10,000 ドル以上

図 3　地域差ダッシュボード

節炎、喘息などいろいろな病態があります。慢性疾患の罹患率をアメリカ全体、それぞれの郡レベルでもみることができます。それからERへの来院や再入院といったこともそれぞれの州や郡のレベルでみることができます。

　図5のダッシュボードも慢性疾患について表示したものです。とくに画面の下側にあるバブルに注目してください。これをみると、立体的なかたちでいろいろなデータをいろいろな方向からみることができます。画面は、6種類以上の慢性疾患にかかっているメディケアの受益者の数を示しています。左側のグラフは、この地域のなかで6種類以上の病気にかかっている人の有病率を発生率でみたものです。そういう人に対して年間どれだけ支出しているのかを、画面下のバブルで表しています。フロリダでは郡によって2万6,000ドルのところもあれば、3万6,000ドルかかっているところもあるのがわかります。バブルの大きさは、フ

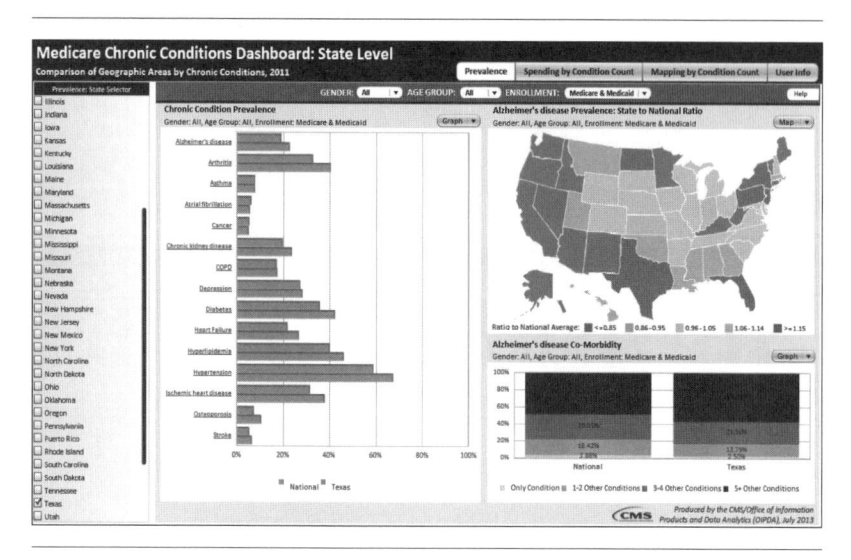

図4　慢性疾患ダッシュボード

ロリダの各郡の受益者数を表しています。

　例えば、バブルの右端をみると、3万6,000ドル以上使っている郡がありますが、バブルが小さいのでメディケアの受益者ははそれほど多くないということがわかります。また、3万4,000ドルのところや3万2,000ドルのところをみると、受益者の25〜30％ぐらいの人が6つ以上の病気をもっていて、かなり大きなバブルになっています。こういったことが一目でみてわかるのが、このシステムの優れた点です。

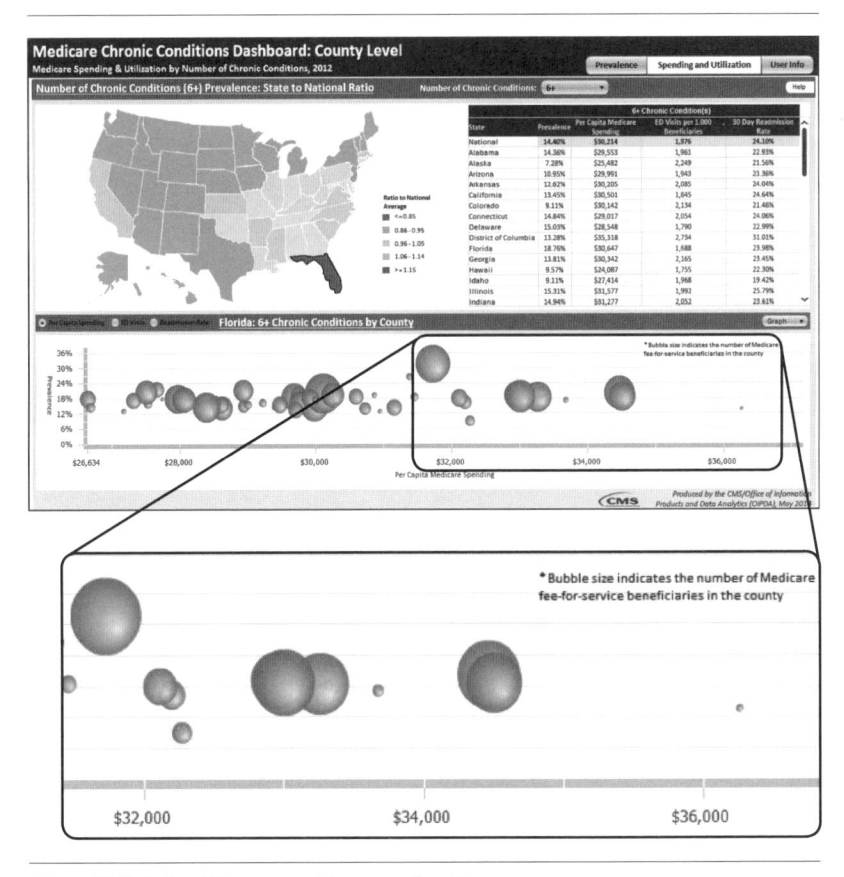

図5　慢性疾患：郡レベルのダッシュボード

データ提供でこれまで不可能だったことを可能に

　CMSは公開データセットを公表することで、非常に多くのデータを提供しています。表1は、入院患者などのデータです。2013年5月に3,000以上の病院について、上位100位までの退院件数の情報が提供されました。これらのデータをみると、病院によってずいぶん違いがあることがわかります。同じ都市で同じ医療サービスを受けたとしても、病院によって料金はかなり違います。例えば、ニューヨークの病院は虫垂炎の手術に5,000ドルを請求することができますが、少し離れた都市にある違う病院では料金が2万ドルであり、個別に調査しなければわからなかった情報が簡単に入手できるようになりました。

　入院患者データのほかには、外来患者のデータや医師の診療パターンのデータもあります。2014年には、とくにメディケアのプログラム

データセット	基本変数	年度 (公開日)	提供者数	記録件数	ページビュー数
入院患者	DRG	2011会計年度 (2013年5月) 2012会計年度 (2014年6月)	3,000カ所以上の病院	155,000件超	390,000件
外来患者	APC	2011暦年度 (2013年6月) 2012暦年度 (2014年6月)	3,000カ所以上の病院	40,000件超	99,000件
医師およびその他の医療提供者	HCPCS、サービス提供場所	2012暦年度 (2014年4月)	880,000人以上のNPI登録者	900万件超	400,000件

● 全国のテレビや新聞・雑誌類（全テレビ局、ニューヨークタイムズ、ウォールストリートジャーナル、ワシントンポスト、何百もの地方紙や地方テレビ局）で大きく取り上げられた。

表1　最近注目を集めた公的使用ファイルの公開

でサービスを提供している医師のデータ900万件以上からなるデータセットを、CMSが公開しました。医師たちがどういったかたちで医療を提供しているか、初めて目にみえるようになったのです。ニューヨークタイムズやウォールストリートジャーナル、CNNなど、いろいろなメディアの注目を集めました。このような生データが提供されると、外部ユーザーはいろいろなかたちでデータを使い、理解しやすくするツールを自由に開発することができます。

さらに、CMSは生データに加えて、一般の人が個々の医師を氏名で調べることができる単純なダッシュボードも公開しました（図6）。この

- 氏名、住所、またはNational Provider Identifier（NPI）による医療提供者の検索
- 医療提供者がメディケアの受益者に提供したサービスについての情報を、ツールが回答

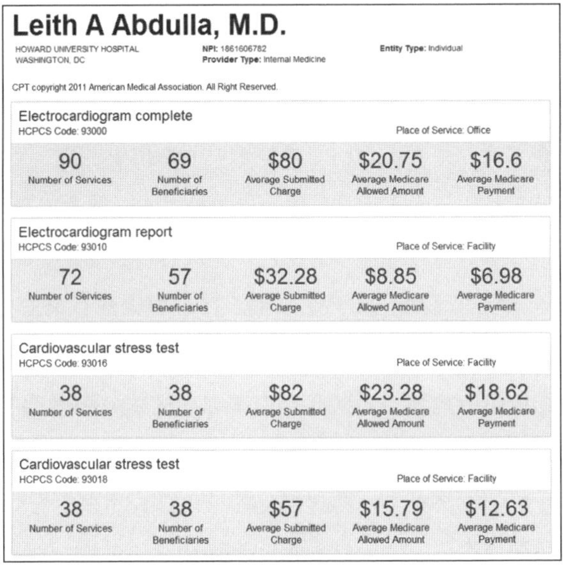

図6　医師を調べることができるツールを提供

種のデータを公開することは、医師を選ぶ際の根拠とすべき、より多くの情報を消費者に与えることになるので大切です。

データ共有について

次に、データの共有の方法について、Qualified Entity (QE) プログラムの実例を紹介します（図7）。

CMSはメディケアのデータをQualified Entity (QE) に対して提供していますが、CMSによる慎重な承認プロセスを経て初めて提供されます。その地域でほかの医療保険者からデータを集めているような組織に対してだけデータを提供しています。CMSのメディケアのデータと民間の保険者のデータを合わせて分析して、それをパフォーマンスレポートとして、つまり医療提供者のパフォーマンスを示すようなレポートとして公開することを条件にデータを提供しています。

アメリカの医療システムは、非常に分断化されています。これまでは図7の左側にあるように、各々の保険者がレポートを出していました。ある保険者がドクターAについてのレポートを出す、別の保険者もドクターAについてレポートを出すことがありますが、両者で情報量の食い違いが多々ありました。当時のメディケアでは、そのようなレポートは作成していませんでした。この方式は、自分の医療行為を包括的にカバーする単一のレポートを望む医師にとって不満の種でした。

Qualified Entity (QE) プログラムでは、複数の保険会社とメディケアがさまざまな情報をQualified Entity (QE) に出し、Qualified Entity (QE) がデータをすべて解析して単一のレポートをつくります。まだ早期の段階ですが、13のQualified Entity (QE) を認証しています（P.42 図8）。

例えば、オレゴンのQualified Entity（QE）はQ Corpという会社ですが、ここはメディケアのデータと民間の保険者のデータを合わせることにより、オレゴンの医師の95％をカバーするレポートを出すことができるようになっています。

また、CMSは毎月Accountable Care Organizations（ACO）と月ごとのデータを共有化しています（P.43 図9）。

ACOは、Affordable Care Act（オバマケア）の下で創設された新たなケア機関です。このACOの概念の下で、アメリカ全土の医師のグループがメディケアの受益者全体の健康と質に説明責任をもつこととな

- QEプログラムが、医療提供者のパフォーマンス評価のためにメディケア請求データをQEに公開することを許可する
- QEプログラムは、医療提供者の医療行為のすべて、または、ほとんどを対象とする実用的なパフォーマンスレポートの作成を促進することにより、パフォーマンス測定を変革する

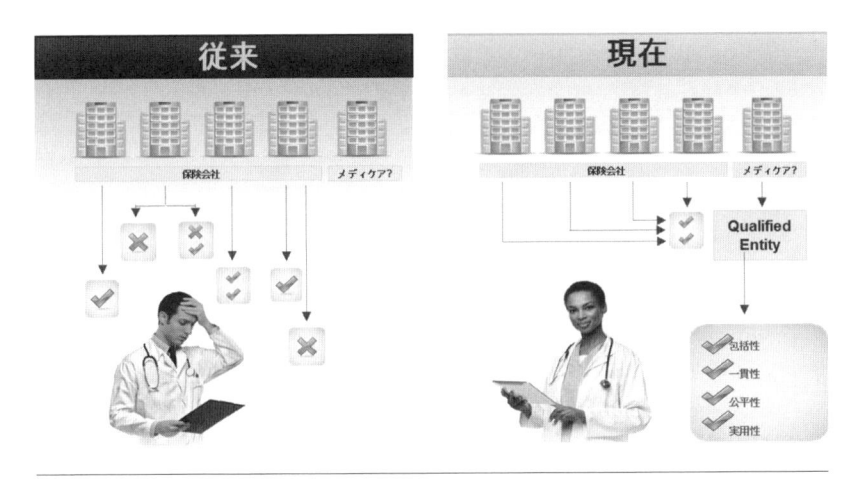

図7　パフォーマンス測定データの共有化

りました。ACOはコストと質のベンチマークについて説明責任を負っています。例えば、ベンチマークが年間8,000ドルで、ACOが質の高いケアを年間7,000ドルで提供すれば、ACOはパフォーマンスボーナスを受け取れます。逆に、ACOがベンチマークの金額を超えてしまった場合は、すべての超過コストはACOが負担します。ACOはポピュレーションヘルスのテクニックを使い、集団としての医療管理を行なっていますので、いろいろな病院の医師、患者のデータをもっています。CMSは各ACOに対して、どのようなケアをどのような順序で受けたのかを示す割り振られた受益者たちの請求データを毎月送っています。

最後に、「ブルーボタン」を紹介しておきます（図10）。ブルーボタンプログラムでは、メディケアの受給者はMyMedicare.govのWebサイ

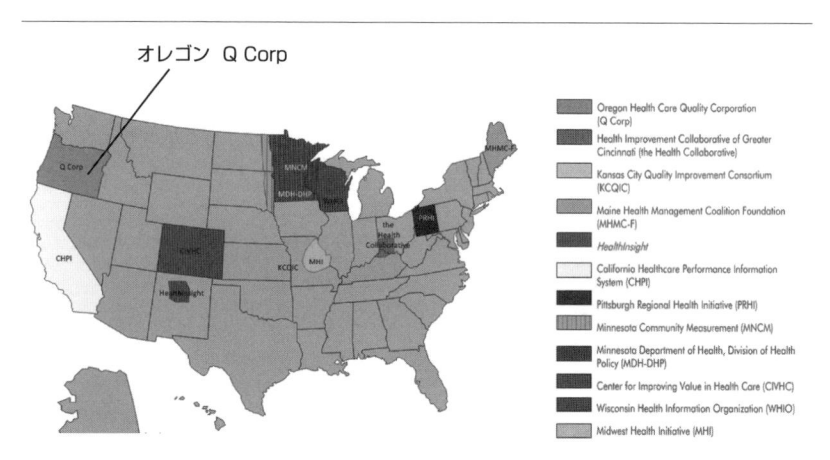

- 12の地域QEがもっているデータには、約4,000万人の被保険者が含まれる（メディケアのFFSデータは被保険者の25％に相当）
- HCCIは全国初のQEであり、全50州とワシントンDCに9,250万人の被保険者がいる（メディケアのFFSデータはHCCIのデータの50％をわずかに上回る）

図8　認定QE

- CMSはケアコーディネーションを促進するため、以下の機関に、ほとんどリアルタイムで月次データを送っている
  - Accountable Care Organizations（ACO）に対して、当該ACOに割り振られた患者
  - 州のメディケイドプログラムに対して、メディケアーメディケイドの加入者
- 受益者へのケアの一部始終を連続して分析するためには、データが必要不可欠である
- 配信データには、すべてのサービスタイプ、手続き、支給物をはじめ、受益者の全請求履歴が含まれる
- データを臨床情報に変換することに民間部門が寄与する機会

図9　ケアコーディネーションのためのデータ共有化

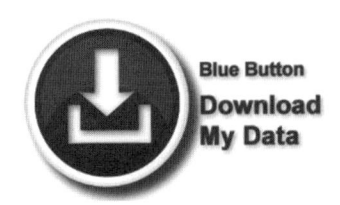

Blue Button Download My Data

- 患者が自分自身のデータにアクセスできるようにするためのVA（退役軍人省）、DoD（国防総省）、およびCMSの取り組み
  FEHB（Federal Employees Health Benefits：連邦政府職員医療給付制度）もブルーボタンの提供を始める計画
- これまでに、100万人以上のCMSの受益者が自分のデータをダウンロードした
- 受益者は、最長3年分の病院、医師、処方薬の請求内容をダウンロードできる
- 民間部門のアプリケーションを使い、データの取り込み、最適化、視覚化が可能

図10　ブルーボタン

トから、データ装置で読み取れるバージョンの自分の請求履歴をダウンロードすることができます。ブルーボタンは、自分自身が受けるケアにより強く関わるように患者に促す大切なツールです。

内部でのデータ活用例

　データと解析ツールを内部的に使った例を紹介します。これはメディケア加入者の救急病院の再入院率です。再入院率は何年もの間、20％程度ありました。しかし、私たちのデータ分析によると、2012年に再入院率が低下し始めました。2013年では、さらに下がりました（図11）。

　これは非常に重要な事例といえるでしょう。つまり、ポリシーを測定することによって、実際の医療ケア、医療サービスに影響が与えられたということです。再入院率を下げるために、いろいろな方法を使ってい

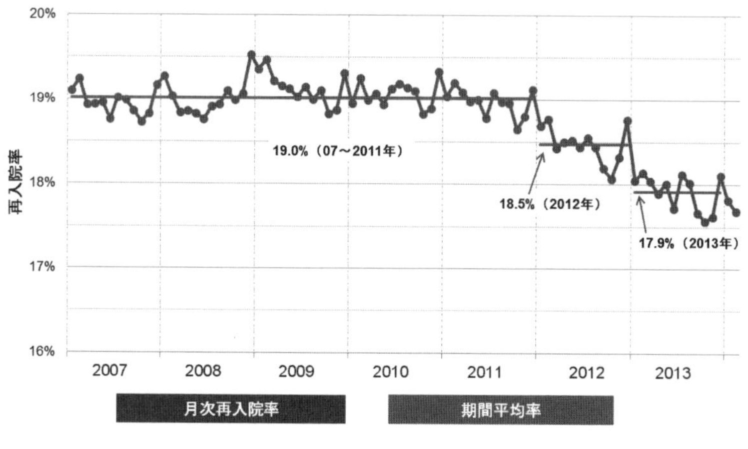

図11　プログラムに基づいたCMSデータの利用―再入院の減少を示す積み重なる証拠

ます。再入院率が高い病院に対して罰則を与えたり、逆に奨励策を行なったり、助成金を付けたりして、再入院率を下げる努力をしてきたわけです。その結果として、このように大きな低下がありました。年間15万人の再入院がなくなったことになります。

　図12は、アメリカ全体の再入院率を視覚的にみたものです。2013年に過去の平均と比べたところ、再入院率が低下しているところは青、逆に再入院率が増えているところは黄色やオレンジ色で色分けして表示されます。このように、視覚化により、進歩したところとそうでないところを一目で見分けられるようにすることで、データを理解しやすくすることができます。進歩していないところに関しては、国の大部分では下がっているのにどうして再入院率が上がったのか、さらにデータを分析したり、病院のスタッフに話を聞いてみたり、どうしてこの病院だけが特別なのかということを検討していくことができるようになります。

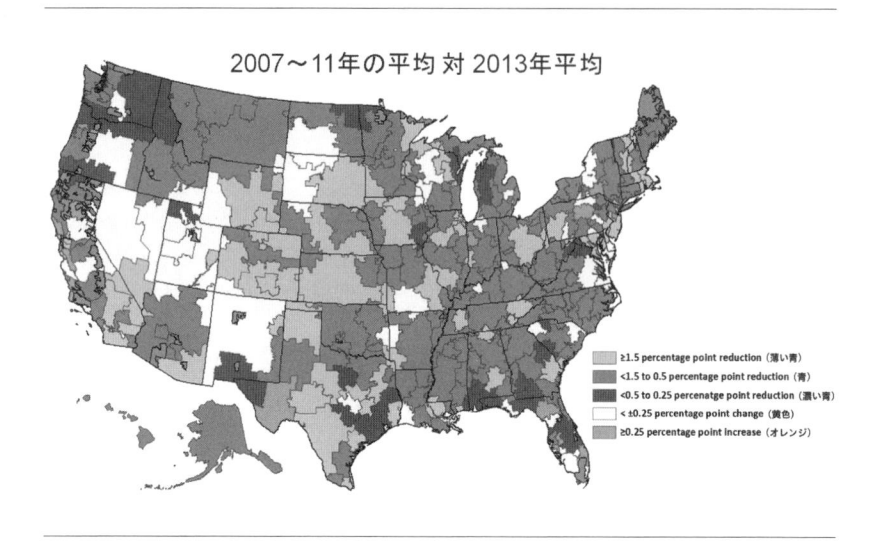

図12　全疾患の30日再入院率の変化

※ 本章の原文は英語であり、翻訳については、医療経営政策学講座の責任で行ったものです。

第3章
NDB 利活用の現状と課題

NDB の問題点

　医療の情報化の大きなテーマとして、「データの利活用」があります。最近、アメリカでよく"Data is the new Oil"と書かれたポスターをみかけます。データは複数形なのに、なぜ is なのかと思いますが、これは抽象名詞としてのビッグデータを表しています。ビッグデータを活用して、新しいさまざまな価値をみつめていく、あるいはさまざまなエビデンスをつくっていくという大きな流れが背景にあります。

　日本は医療情報のIT化自体はかなり先進的でしたが、"データを使う"という面に関しては、かなり遅れていたといわざるを得ませんでした。しかし、最近になってようやくさまざまなデータベースが整備されるようになりました。そのひとつがNDB（レセプト情報・特定健診等情報データベース）です。それ以外にも、医薬品の副作用の早期発見を目指したMID-NETプロジェクトや、国保と介護保険を結びつけたKDB、介護保険総合データベース、全国がん登録などがあります。がん登録は以前からありましたが、来年度からは法律に基づいて行なわれることになります。

さらには、主に臨床系学会のものになりますが、JCCVSD（日本先天性心臓血管外科手術データベース）、循環器トライアルデータベース、NCD（National Clinical Database）など広くデータベースの構築が始まっています。こうしたデータを分析していく必要があるのですが、莫大なビッグデータの分析は簡単にはいかず、しかも適切に行なわないと目的とする結果が得られないという特徴があります。

NDBのレセプト情報は年間17億件、特定健診は年間2,500万件、これが毎年蓄積されていきます（図1）。レセプトと特定健診・特定保健指導データには、表1の項目が記載されます。

蓄積されるデータのうち、患者の氏名や生年月日の「日」、保険医療機関の所在地や名称など、●の項目は匿名化、つまりハッシュ化（ハッシュ関数と呼ばれる特殊な計算方法により、一方向変換された数値に変

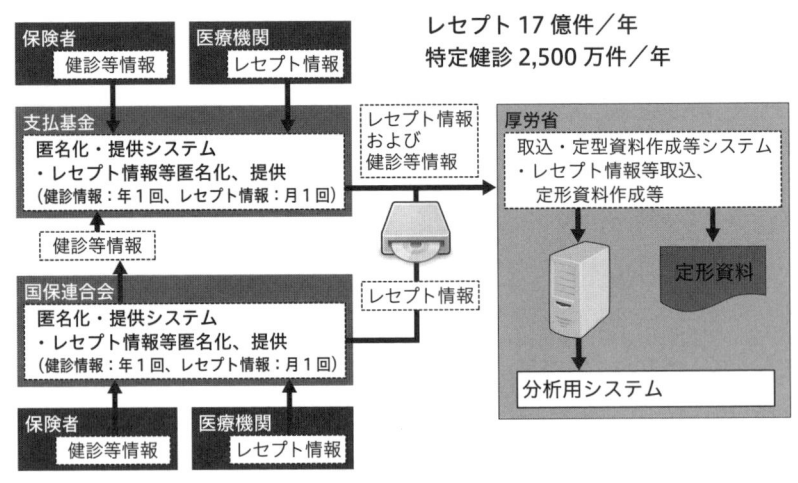

図1　レセプト情報・特定健診情報等のデータベース（NDB）の全体像

■レセプトデータ

レセプトに記載される項目

- ○疾病名
- ○診療開始日、診療実日数
- ○医療機関コード[※1]
- ○初診・再診、時間外等
- ○医学管理（医師の指導料等）
- ○投薬
- ○注射
- ○処置
- ○手術
- ○検査
- ○画像診断
- ○請求点数（1点につき10円）等[※2]
- ●患者の氏名
- ●生年月日の「日」
- ●保険医療機関の所在地および名称
- ●カルテ番号等
- ●国民健康保険一部負担金減額、免除、徴収猶予証明書の証明書番号
- ●被保険者証（手帳）等の記号・番号
- ●公費受給者番号

※1 診療報酬明細書としての性格から、医療機関の経営状況等の情報は記載されていない。
※2 請求点数については審査支払機関の査定後の点数が保存される。査定の有無はデータとして保存されない。

■特定健診・特定保健指導データ

記録される主な項目
※特定健診、特定保健指導はデータベース上に別々のファイルで保管

- ○受診情報（実施日等）
- ○保険者番号
- ○特定健診機関情報（機関番号のみ）
- ○受診者情報の一部（男女区分、郵便番号）
- ○受診結果・問診結果
- ○保健指導レベル
- ○支援形態
- ○特定保健指導のポイント数など
- ●特定健診・保健指導機関の郵便番号、所在地、名称、電話番号
- ●医師の氏名
- ●生年月日の「日」
- ●被保険者証（手帳）等の記号・番号
- ●受診者の氏名
- ●受診券有効期限

●の項目は、同一人を特定する方策を講じたうえで、削除されデータベースに収集される。

表1　レセプトデータおよび特定保健指導のデータ項目

換）されます。保険者の記号番号が変わると追跡できないということがよく問題となりますが、実際には2種類のハッシュにわかれており、ひとつは保険の記号番号は含むが患者の名前は含んでいない、もう一方は患者の名前は含むが保険の記号番号は含んでいません。データが正確に入力されていれば、保険者や名前が変わっても一応は追跡できるわけです。つまり、結婚しても保険者が変わらなければ追跡ができる。あるいは退職しても名前が変わらなければ追跡ができる。ただ、退職して名前が変わった場合は追跡できないという特徴になっています。特定健診のデータについても同じです（P.17 図2参照）。

　日本のNDB、保険のレセプト請求のようなインシュアランスクレームのデータベースで網羅的なもの、つまり国や地域のすべての患者さんのデータが集まっているデータベースは、韓国や台湾などアジアに多く存在します。ほかの国で、ここまで網羅的なデータベースはそれほど存在しません（表2）。

ハッシュ化しても個人が特定される可能性あり

　NDBに蓄積されるデータは、注意深くDe-identification（匿名化）を目指した処理をしています。レセプトデータが集められ、厚生労働省に送られる前にいったんハッシュ化し、NDBに入る前にも再ハッシュをかけます。二度のハッシュ化によってどのステークホルダーがこのレコードをみたとしても、元の情報には戻れないことを確保しているわけです。

　では、完全なDe-identification（匿名化）データかというと、実はそういい切れない部分があります。近しい人がみれば、誰のデータか特定できる可能性があるからです。インシュアランスクレームは非常に複雑

第 3 章　NDB 利活用の現状と課題

	Japan	Taiwan	Korea
Name of DB	Claims and specific screening information DB	NHI Research DB	HIRA DB
General description	Nationwide insurance claims database (nearly 100% coverage)(Japanese NDB incudes health check-up for LRD data)		
Other linkable data sources	Not allowed	Partially allowed if patient consent was provided	Not allowed
Data starting	Since April 2009	Since January 1996	Since July 2000
Number of beneficiaries	128 million	23 million	48 million
Data availability / application for research	Open to researchers through application, eview for purpose	Open to academic researchers through application, review for purpose and size of population	Open to restricted researchers who are performing national projects (HIRA Claims Data Providing Review Committee) approval is needed)
Timing of data update	Monthly for claims, annually for health checkup	Annually	Monthly
Latest data	2 months ago for claims	Previous year	Last month
Birth year/month/date	Yes/yes/no	Yes/yes/yes	Yes/yes/yes
Body height / weight	Limited to health check data and/or DPC data	No/no	No/no
Prescriptions			
Prescription month/day	Yes/yes	No/no	Yes/yes
Dispensing month/day	Yes/yes	Yes/yes	Yes/yes
Dose / strength / quantity	Yes/yes/yes	Yes/yes/yes	Yes/yes/yes
Vaccine	Limited to officially reimbursed vaccines	Yes	No
Procedures, surgical operations codes	Japan original standardized reimbursement coding system	ICD-9 procedure codes	Korea Ministry of Health and Welfare standardized reimbursement coding system
Hospitalization			
Admission date	Yes	Yes	Yes
Medication while hospitalized	Yes	Yes	Yes
Discharge diagnosis	Yes	No	Yes
Diagnosis code	ICD-10	ICD-9	ICD-10
Laboratory test order/result	Limited to annual health check data	Yes/no	Yes/no

表 2　日本、台湾、韓国の NDB の比較

なデータで、なおかつその患者さんが何月に医療機関を受診したかがわかります。5年間のデータを追跡できれば、5年間のどのタイミングで医療機関を受診したのかがわかります。それから、非常に稀な医薬品が使われたり、非常に稀な医療行為、例えば心肺同時移植がレセプトに出れば、かなりの確率で特定されます。そういう意味で、我々はNDBを完全な匿名化データとして扱いません（表3）。

NDBの利活用の仕組み

NDBは「高齢者の医療の確保に関する法律」に基づいて作成されたデータベースですので、そこで定められた利用目的、つまり医療費適正化計画の作成に関しては粛々と利用されますが、それ以外の利用は、複雑な仕組みで提供することになっています（図2）。

「厚生労働省レセプト情報等の提供に関する有識者会議」で、提供の

- 単独のデータは保険者であっても原情報に戻りがたい（2重のハッシュ）
- 医療機関コード、健診機関番号は含まれている
- 同一の人の情報は統合できるために、長期の経過、複雑な診療、特殊な診療では特定できる可能性がある
- 疫学研究倫理指針にいう「連結不可能匿名化」とはいえない（連結テーブルが破棄されている保証がない）

表3　NDBは匿名化データか？

ためのガイドラインを作成しましたが、やや慎重なガイドラインになっています（P.54 表4）。利用者もある程度限定され、主には公益的な研究をしていることが明確な組織に限られています。「高齢者の医療の確保に関する法律」に基づく利用以外に関しては、ガイドラインを基に、有識者会議で申請内容の適合性を審査し、なおかつ公益性を十分審査したうえで提供可と決定すれば、それを厚生労働大臣に助言し、厚生労働大臣が提供するというスタイルをとっています。調査の内容の公益性の確認や、提供するデータが本当にその調査に対して必要最小限であるかということも確認されます。

利用が許可され、調査結果や分析結果の公表についても厳しく定められています。公表する情報はレセプト件数で10点以下になる場合と医療機関で3件以下になる場合は、データをまとめたり、件数をわからな

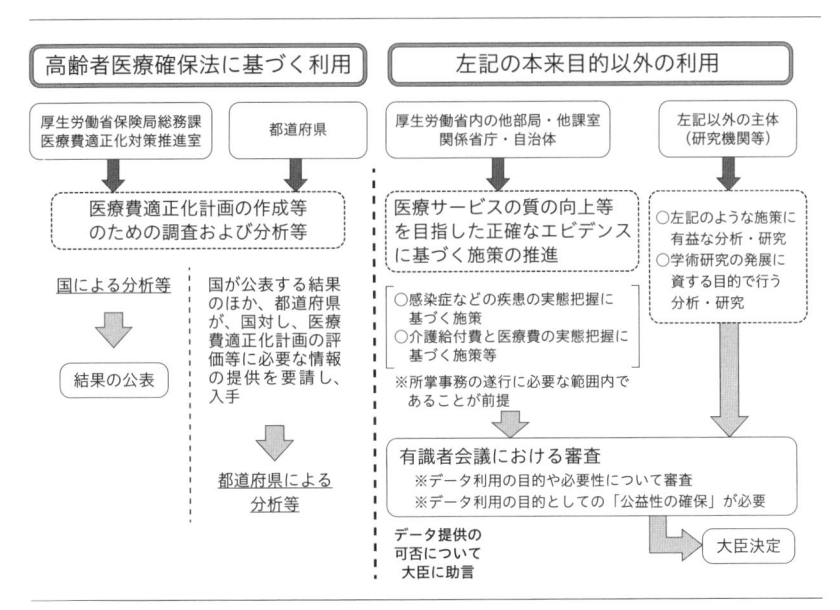

図2 NDBの利活用（平成20年度検討会報告を踏まえた仕組み）

くするルールがあります。これが不満の多いところで、地域の医療計画のためにデータを分析すると、医療機関が3以下のデータはいくらでもあるからです。3以下が0なのか、1または2なのかわからないと批判があったため、特別な場合は0を認めています。

　NDBは完全な匿名化データとはいえないので、データの管理基準を厳しく定めています。研究者がデータを不正利用してプライバシーを侵害するとは思えませんが、研究者がデータを盗まれた場合にはその先で何が起こるかわからないので、盗まれないために厳しい管理基準が必要なのです。管理基準が厳しいと利用が難しくなり、普通の研究者にとっても、やり慣れている仕事ではありませんので、厳密なデータ管理の必要性は利用するうえで、やや障害になっている可能性があります。

- 利用者の限定：国、都道府県、研究開発独立行政法人（PMDAを含む）、医師会等、国の研究助成金を受けているもの
- 公益性の確認
- 必要最小限のデータ要求であること
- 研究結果の公表ルール：公表形態はレセプト件数10以下、医療機関数で3以下に限定されてはいけない
- 安全管理基準：医療情報システムの安全管理に準ずる

研究者にとって、電子化情報の安全管理は容易ではない

表4　レセプト情報・特定健診等データ提供に関するガイドライン

レセプト情報の提供形態の追加

　有識者会議でも、このような状況を踏まえ、レセプトデータのレコードから一部を抽出して提供する「オーダメードデータセット」や「単純集計表」だけでなく、2012年からはかなり大幅にサンプリングした「サンプリングデータセット」、2014年からは項目を限定した「基本データセット」の提供を始めています（表5）。

　2015年から、東京大学と京都大学の2カ所でオンサイトリサーチセンターが開設されました。難しい安全管理をせずに、好きなだけ研究を行なうことができる施設です。移動の面以外では、研究者の負担をかなり減らせることが期待できます。

- 特別抽出：オーダメードデータセット
- 単純集計表
- サンプリングデータセット（2012年～）
  - 毎年の10月1ヶ月分のデータ（調剤レセプトは翌月分も）
  - 年齢構成と男女比を維持して外来患者の1％、入院患者の10％のサンプリング
  - 出現頻度0.1％以下の薬品ならびに医療行為はダミーデータに置換
- 基本データセット（2014年～）
  - 限定された項目のみ
  - 約5％サンプリング（保険者・患者）
  - 同一患者のレセプトは結合済み
- オンサイトリサーチセンター　2015年4月より利用可能（東京・京都）

表5　レセプト情報の提供形態の追加

NDBデータ提供に関する課題

　NDBについての課題はたくさんあります。実際にデータを提供していく状況になって、委員会で検討されても法的根拠が全くないことが大きな課題となっています。つまり、データの申請や使用方法に違反があっても罰則が定められないので、どうしても提供が抑制的になり、慎重にならざるを得ないという問題があります。

　レセプトデータは請求のためには十分な形式ですが、研究目的に開発されてはいないので、使いやすいデータベースとはいえません。情報の利活用を促進するためには、もう少し使いやすいデータベースにする必要があるでしょう。

　東京と京都でオンサイトリサーチセンターが動き始めましたが、各種ツールの導入については未定で、これから充実させていくことになります。また、いまのところ民間利用にはかなり抑制的です。例えば、製薬業界が新薬の開発に使う目的で申請しても、なかなかデータを提供してもらえません。その解決策として、誰でも使える集計表データを公開するなど、データのオープン化も必須です。世の中のニーズに応えるには、適切なかたちでデータのオープン化を進めていくことが重要です。

第4章
DPCデータベースを用いた臨床疫学研究

DPCデータ研究の取り組み

　DPCとは、「診断（Diagnosis）」と「処置（Procedure）」の組み合わせ（Combination）による診断群分類法を表す言葉です。DPCによる医療費包括支払を受けている病院をDPC病院、DPC病院から集められた患者情報・医療費に関するデータをDPCデータと呼びます。

　厚生労働科学研究「DPCデータ調査研究班」（http://www.dpcsg.jp/）は、全国のDPC病院から学術研究目的で収集されたDPCデータの分析を幅広く実施しています。現在、研究班が利用しているDPCデータには、約1,000施設から年間約700万件の退院患者症例が含まれています。この数字は、日本全体の一般病院退院患者の約50％に相当します（P.58 表1）。

　DPCデータには「様式1」というファイルがあり、ここには患者に関する非常に詳細なデータが含まれています（P.58 表2）。とくに、NDBデータには存在しない「診療情報」という有用なデータがあります。また、「EFファイル」というファイルもあり、ここには薬剤、医療材料の使用日、使用量、医療費といったデータが含まれています。

年度	調査月	期間	参加施設数	全退院患者数
2002年度	7月～10月	4カ月	82	26万
2003年度	7月～10月	4カ月	182	44万
2004年度	7月～10月	4カ月	174	45万
2005年度	7月～10月	4カ月	249	73万
2006年度	7月～12月	6カ月	262	108万
2007年度	7月～12月	6カ月	898	265万
2008年度	7月～12月	6カ月	855	281万
2009年度	7月～12月	6カ月	901	278万
2010年度	7月～12月	6カ月	980	495万
2011年度	4月～3月	12カ月	1,075	714万
2012年度	4月～3月	12カ月	1,057	685万

表1　DPCデータ調査研究班によるDPCデータベース

1. 病院属性等
    施設コード、診療科コード
2. データ属性等
    データ識別番号、性別、年齢
3. 入退院情報
    予定・救急入院、救急車による搬送、退院時転帰、在院日数
4. 診断情報
    主傷病名、入院の契機となった傷病名、医療資源を最も投入した傷病名、入院時併存症名、入院後発症疾患名
5. 手術情報
    手術術式、麻酔
6. 診療情報
    身長・体重、喫煙指数、入院時・退院時JCS、入院時・退院時ADLスコア、がんUICC病期分類・Stage分類、入院時・退院時modified Rankin Scale、脳卒中の発症時期、Hugh-Jones分類、NYHA心機能分類、狭心症CCS分類、急性心筋梗塞Killip分類、肺炎の重症度、肝硬変Child-Pugh分類、急性膵炎の重症度、精神保健福祉法における入院形態・隔離日数・身体拘束日数、入院時GAF尺度

表2　DPC様式1から得られる項目

個人情報保護は徹底しています。各病院のDPCデータは、病院のなかで患者の氏名が削除され、ID番号がダミー化されたあとに、研究班に送られます。すべての病院のデータが統合されデータベースサーバに格納されたのち、各研究テーマに沿ったデータセットが抽出されます。データは研究班メンバーが所属する大学の研究室内に保管されており、データのコピーを研究室外に持ち出すことはできません。研究室内でのオンサイト利用のみとされています。研究の成果として公表されるデータは集計データのみであり、個人が特定されることはありません。

DPC研究班は、各専門領域の先生方との共同研究を幅広く実施しています。図1は、各専門領域とDPC研究班との共同研究のフレーム

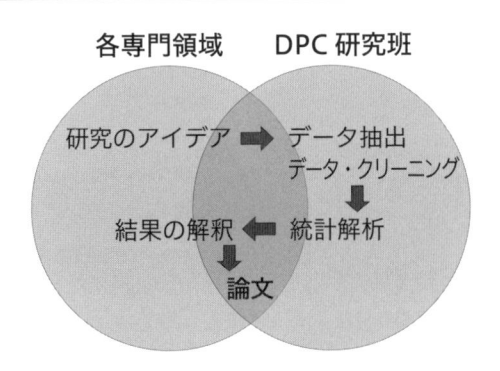

各専門領域　　DPC研究班

研究のアイデア → データ抽出
　　　　　　　　データ・クリーニング
　　　　　　　　↓
結果の解釈 ← 統計解析
　　　　↓
　　　論文

研究協力者の先生方の専門分野

循環器内科　　　麻酔科
消化器内科　　　整形外科
呼吸器内科　　　耳鼻咽喉科
腎臓・内分泌内科　小児科
老年病科　　　　救急
肝・胆・膵外科　　リハビリテーション
泌尿器科　　　　　　　　　　　　　　　　　　など

図1　DPCデータを用いた共同研究のフレーム

ワークを示します。各領域から専門的な研究のアイデアを持ち寄り、それに沿ってデータベースからデータ抽出を行ない、統計解析と結果の解釈を経て、論文発表を行ないます。これまで行なってきた研究の実例のごく一部を以下に紹介します。

研究例1：肝切除術の施設別症例数と死亡率

　図2は、肝癌に対する肝切除術の施設別症例数（hospital volume）と在院死亡率の関係を示しています。難易度の異なる4つの術式に層別化しています。黒いバーはVery high volume（年間症例数が70件以上）の施設です。白いバーはVery low volume（年間症例数が18件未満）

```
部分切除
  0.3%(4/1,558)
  0.6%(12/1,895)
  0.5%(9/1,831)
  0.8%(18/2,298)

区域切除
  0.4%(6/1,340)
  0.9%(12/1,404)
  0.8%(11/1,350)
  1.0%(13/1,328)

肝葉切除
  0.5%(4/735)
  1.0%(7/729)
  2.6%(22/841)
  3.4%(27/794)

拡大肝葉切除
  0.5%(4/774)
  3.7%(20/541)
  4.5%(17/374)
  7.1%(18/254)
```

■ Very high volume（>70）
■ High volume（36-70）
■ Low volume（18-35）
□ Very low volume（<18）

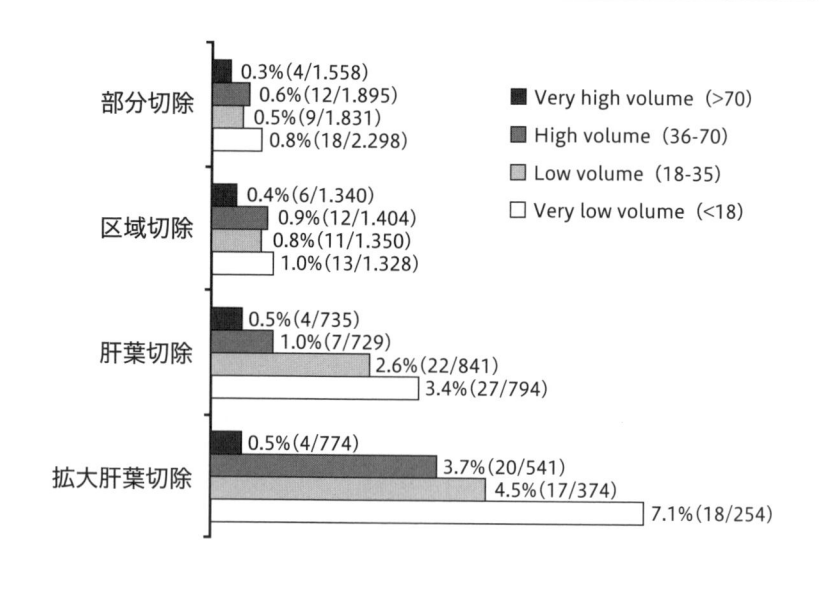

図2　肝癌に対する肝切除術の施設別症例数と術後在院死亡率の関係

の施設です。拡大肝葉切除後の在院死亡率は、年間症例数70件以上の施設では0.5％、年間症例数18件未満の施設では7.1％となり、大きく乖離しているということがわかります。

研究例2：我が国における胃瘻造設術の実態

　高齢社会が進展するなか、終末期医療の在り方についてさまざまな議論がなされています。近年、胃瘻造設術の適応や患者・家族の選択についてもさまざまな論議を呼んでいます。しかし、そうした議論の基礎資料となる疫学的データが十分にありません。そもそも、我が国において胃瘻造設術がどれくらいなされているかという基本的なデータも存在しませんでした。そこで我々研究班がDPCデータを用いて調査した結果を紹介します。

　2007年から2010年の3年間、7月—12月の期間（のべ18カ月）に、全国約1000施設で胃瘻増設術を受けた患者は64,210人でした。表3（P.62）は患者の年齢構成を示します。半数以上は80歳代と90歳代です。100歳を過ぎて胃瘻増設を受けている患者もいました。

　表4（P.62）は患者の背景疾患の内訳を示します。脳卒中が最も多く、40％強を示しています。神経筋疾患・認知症がそれに続きます。表には示されていないものの、認知症の患者が近年増加傾向です。

　これらのデータから、我が国における胃瘻造設術の年間件数は約12万件と推計されました。また、胃瘻造設術後の在院死亡率は11.9％でした。すなわち、胃瘻増設術後に一度も退院することなく病院内で死亡した患者の割合が1割を超えていました。

　これらの数値が多いか少ないかといったことはデータからはわかりません。データは客観的な事実を示すだけであって、価値判断を示すも

年齢（歳）	n	%
≤ 59	5,256	8.1
60-79	25,205	39.2
80-99	33,546	52.2
≥ 100	203	0.3
Total	64,210	

表3　年齢別による胃瘻造設術件数

診断名	n	%
脳卒中	26,811	41.7
神経筋疾患	9,190	14.3
認知症	8,618	13.4
食道がん、頭頸部がん	4,696	7.3
上記以外のがん	6,028	9.4
その他	8,867	13.9

表4　胃瘻造設術の背景疾患

のではありません。しかし、胃瘻増設術や終末期医療などの議論のなかで、これらのデータが基礎資料として利用され、人々が倫理的・社会的な価値判断を下すための一助になりうるでしょう。

研究例3：急性膵炎の予後予測

　急性膵炎は軽症から重症まで多岐にわたる臨床像を呈します。最重症例は死に至ることがあるものの、適切な予後予測とそれに基づく集中治療によって救命可能な疾患です。

表5は、厚生労働省急性膵炎重症度判定基準に基づく急性膵炎の予後因子を示しています。この予後因子は臨床現場でよく用いられているものの、重症急性膵炎は比較的稀であるため、死亡予測の精度や予後スコアごとの死亡率に関するデータは十分に示されていませんでした。

　DPC研究班は、2010年7月から2011年9月にDPC病院に入院した17,901人の急性膵炎の患者データを用いて、急性膵炎の予後を予測するロジスティック回帰モデルを作成しました。ROC（receiver operating curve）曲線を用いた予測の精度を調べたところ、AUC（area under curve）値は0.798となり、高い予測精度であることが示されました。図3（P.64）に、急性膵炎の予後スコアと死亡率の関連を示します。予後スコアが高いほど死亡率は高く、とくに予後スコアが6以上の場合、死亡率は37.3％と高値になりました。

---

① Base excess ≤-3 mEq/l またはショック shock（収縮期血圧 systolic blood pressure<80mmHg）
② PaO2 ≤60 mmHg (room air) または呼吸不全 respiratory failure
③ BUN ≥40 mg/dl（または creatinine ≥2.0 mg/dl）または乏尿 oliguria (daily urine output <400 ml even after intravenous fluid resuscitation)
④ LDH ≥ 基準値上限の2倍
⑤ 血小板数 Platelet count ≤100,000/mm3
⑥ 総Ca（カルシウム）値 ≤7.5 mg/dl
⑦ CRP ≥ 15 mg/dl
⑧ SIRS診断基準における陽性項目数 ≥3
⑨ 年齢 ≥70歳

各項目を1点とし、その合計点数を予後スコア（prognostic score）とする

表5　急性膵炎の予後因子

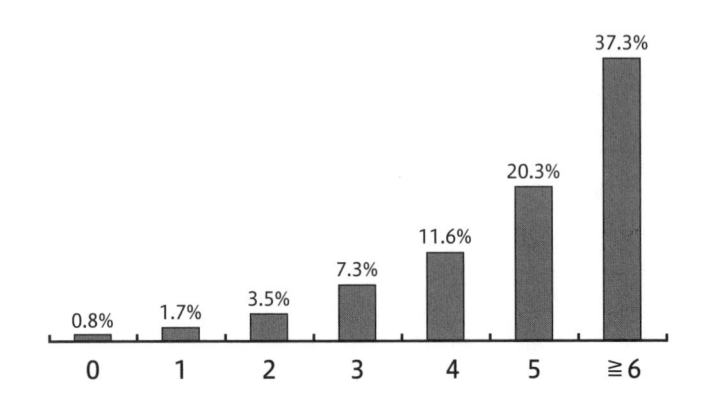

図3　急性膵炎の予後スコアと死亡率

研究例4：泌尿器科手術に腸管前処置は必要か？

　腹部の手術前には一般に腸管前処置が行なわれます。手術前の患者に、下剤投与や浣腸によって腸のなかをきれいにする処置です。このような処置が、手術操作のやりやすさや術中術後合併症の減少につながるとされてきました。しかし、その効果については以前から一部で疑問視されており、本当にこの処置を行なう必要があるかどうか、議論の対象となってきました。というのも、この処置は患者にとっては非常に辛いものであり、やらずに済むのであればそれに越したことはありません。

　DPC研究班は、2008年から2010年にT1―T3の腎癌に対して腹腔鏡下腎全摘術を施行した2,740人を対象とし、術前の腸管前処置実施の有無と手術成績の関連を調べました。DPCデータのEFファイルには入院中の下剤の投薬履歴がすべて記録されています。手術日もわかるため、手術前に投与された下剤の内容や量をすべて把握できます。

	腸管前処置実施群	腸管前処置非実施群	P
手術時間（分）	278	268	0.257
術後合併症発生率	11.8%	11.4%	0.586
平均在院日数	10.3	10.0	0.674

表6　腸管前処置とアウトカムの関係

　傾向スコア・マッチング（propensity score matching）により腸管前処置実施群と非実施群の背景因子をそろえた1,110ペア（2,220人）について、手術時間、術後合併症発生率、平均在院日数を比較しました。表6に結果を示します。

　研究結果から、泌尿器科における腹腔鏡下腎全摘術前の腸管前処置は、必要があるとはいえないようです。

研究例5：肺塞栓に対する下大静脈フィルターの効果

　下肢の深部静脈血栓症（deep vein thrombosis, DVT）は、肺塞栓症（pulmonary embolism, PE）の前駆疾患です。一度PEを発症した患者に対して、血栓溶解療法に引き続いて、再発予防のための抗凝固療法および下大静脈（inferior vena cava, IVC）フィルター留置を実施することがあります。しかしこのIVCフィルター留置は、有効性についての確かな科学的なエビデンスがありません。

　DPCデータを用いて、IVCフィルター留置による死亡率減少効果を検証した最近の研究を紹介します。対象は、2007年から2012年の期間にPEを契機に入院し標準的な血栓溶解療法および抗凝固療法を受け

	実施群		非実施群		P	リスク比 (95%CI)
	死亡数 ／患者数	%	死亡数 ／患者数	%		
未調整 (n=13125)	97/3948	2.5%	522/9177	5.7%	<0.001	0.43 (0.35 to 0.53)
1：1 傾向スコアマッチング (n=6948)	91/3474	2.6%	164/3474	4.7%	<0.001	0.55 (0.43 to 0.71)
逆確率による重み付け (n=26230)	354/13106	2.7%	704/13124	5.4%	<0.001	0.50 (0.44 to 0.57)

表7 IVC フィルター留置 実施群・非実施群の死亡率比較

た患者13,125人です。このうちIVCフィルター留置を受けた患者は3,948人でした。IVCフィルター留置を受けた群と受けなかった群では背景要因が異なっているため、傾向スコア分析および操作変数法という統計学的手法を用いて背景要因を調整しました。

表7は傾向スコア分析による両群の死亡率の比較結果を示しています。1:1傾向スコアマッチングにより求めたリスク比は0.55［95％信頼区間：0.43, 0.71］、逆確率による重み付けによって求めたリスク比は0.50［95％信頼区間：0.44, 0.57］でした。すなわち、IVCフィルター留置を受けた群は受けなかった群に比べて、死亡率が約半分に減少していることがわかりました。

施設別のIVCフィルター実施率を操作変数とする二段階最小二乗法を用いた結果でも、IVCフィルター留置を受けた群は受けなかった群に比べて、在院死亡率のリスク差が−2.5%［95％信頼区間：−4.6%, −0.4%］となり、IVCフィルター留置による統計的に有意な死亡率減少効果が示されました。

データ利活用におけるアカデミアの役割

　DPCデータベースを用いた臨床疫学研究は、近年増加傾向にあります。図4（P.68）はDPCデータベース研究の原著論文（original article）数の年次推移を示しています。

　さまざまな大規模医療データは、明日の医学・医療の進歩に貢献する知を創造する可能性を秘めています。いうまでもなく、存在しないデータは分析できません。存在するデータは分析できます。ところが、存在するのに利用されないデータは、存在しないデータと同じです。大規模医療データの多くは、存在するのに利用されておらず、「宝の持ち腐れ」になっているのが現状といえるでしょう。

　また、データが存在するだけでは、そこから自動的にエビデンスが生まれてくるわけではありません。データベースからエビデンスを量産するには、まずデータを収集・管理・運用する「医療情報学力」が必要です。次に、医学・医療が抱えるさまざまな課題に沿うリサーチ・クエスチョンを紡ぎだし、適切な研究デザインを構築する「疫学力」が極めて重要です。また、データを分析する「統計学力」も不可欠です。さらに、分析結果をまとめて他人にわかる言葉で文章にまとめる「論文執筆力」が鍵となります。これら4つの力が、エビデンスを生む力を支えています（P.68 図5）。

　データからエビデンスを生み出す医療情報力、疫学力、統計学力、論文執筆力をもつ人材を育成することが、アカデミアの大きな役割であると考えます。

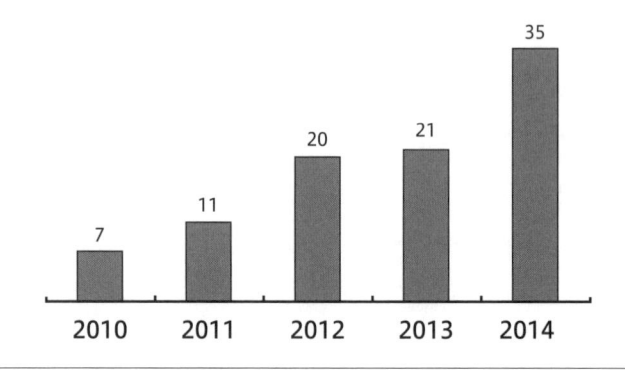

図4 DPC データベース研究 論文（Original Article）出版数

図5 エビデンスを生み出す力

（図中テキスト：エビデンスを生み出す力／データを管理する**医療情報学力**／デザインを構築する**疫学力**／データを分析する**統計学力**／結果をまとめる**論文執筆力**／データベース基盤）

第5章
医療情報の分析からみえる地域医療とその将来像

DPCとNDBのデータを活用した地域医療計画

　産業医科大学医学部公衆衛生学講座では、DPCデータとNDBのデータを使って、地域医療計画や地域医療構想、地域包括ケア計画をどのようにつくるかという研究が進められています（P.70 図1）。DPCデータは、救急医療やがん診療に関してかなりの部分がわかるという特徴があります。ただ、DPCデータというのはDPCの病院しかわかりません。それをNDBというすべてのレセプトを使ったデータで補完して、それぞれの地域において領域ごとにどういう問題点があるのか課題を抽出します。その課題をどのように解決していくか、そして話し合うためのエビデンスをつくるということのモデル的な研究が行なわれています。これは地域医療構想を策定する調整会議での中心的な仕事になるものです。

　本書で示すデータは、基本的に公開データを使っています。あるいは、NDBでつくったデータです。都道府県ごとの医療計画の担当者にも、同じデータが配布されています。そういう意味では、今後の研究で実際に使われていくデータを示すということになります。

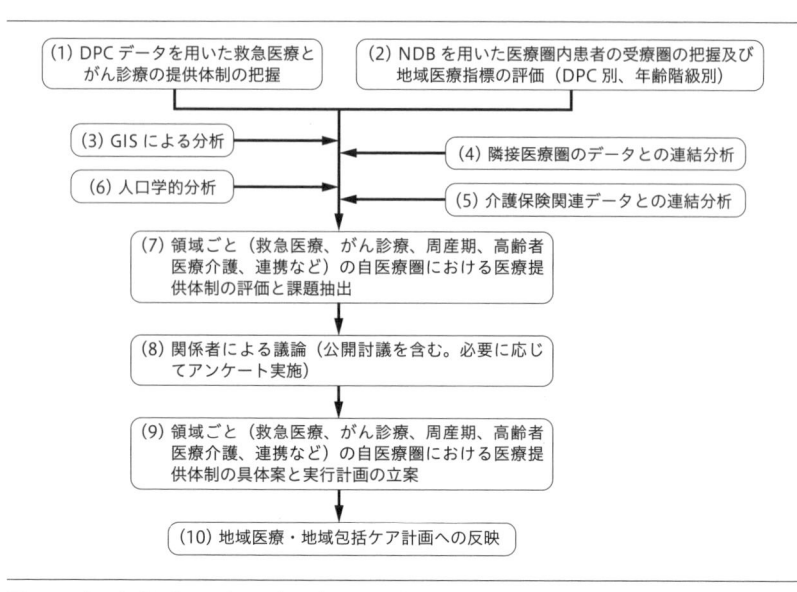

```
(1) DPCデータを用いた救急医療と      (2) NDBを用いた医療圏内患者の受療圏の把握及び
    がん診療の提供体制の把握              地域医療指標の評価（DPC別、年齢階級別）

(3) GISによる分析 ─────────→     ←───── (4) 隣接医療圏のデータとの連結分析

(6) 人口学的分析 ─────────→     ←───── (5) 介護保険関連データとの連結分析

(7) 領域ごと（救急医療、がん診療、周産期、高齢者
    医療介護、連携など）の自医療圏における医療提
    供体制の評価と課題抽出

(8) 関係者による議論（公開討議を含む。必要に応じ
    てアンケート実施）

(9) 領域ごと（救急医療、がん診療、周産期、高齢者
    医療介護、連携など）の自医療圏における医療提
    供体制の具体案と実行計画の立案

(10) 地域医療・地域包括ケア計画への反映
```

図1　データを活用した地域医療・地域包括ケア計画の策定手順（私案）

群番号	名称
01	神経系疾患
02	眼科系疾患
03	耳鼻咽喉科系疾患
04	呼吸器系疾患
05	循環器系疾患
06	消化器系疾患、肝臓・胆道・膵臓疾患
07	筋骨格系疾患
08	皮膚・皮下組織の疾患
09	乳房の疾患
10	内分泌・栄養・代謝に関する疾患
11	腎・尿路系疾患及び男性生殖器系疾患
12	女性生殖器系疾患及び産褥期疾患・異常妊娠分娩
13	血液・造血器・免疫臓器の疾患
14	新生児疾患、先天性奇形
15	小児疾患
16	外傷・熱傷・中毒
17	精神疾患
18	その他の疾患

表1　主要診断群（MDC, Major Diagnostic Category）の分類

DPCデータが出てきますので、ここでは解釈上MDCという、どの診療科に相当するのかに基づいた分析結果を示していきます（表1）。例えば、DPCデータとNDBのデータを使うことで、それぞれの地域で医療提供体制の現在と過去を分析することが可能になります。

京築医療圏の医療提供体制を分析

図2（P.72）は福岡県の京築医療圏のDPC対象病院の診療実績を平成23年度と24年度の公開データでみたものです。まずこの2つの病院でほぼ、MDC12の産婦人科を除けばすべての診療科における急性期医療が行なわれていることがわかります。しかも年度間でぶれがないということは、かなり安定して医療が行なわれているということです。同じようにMDC別救急搬送患者（P.72 図3）をみても、MDC12の産婦人科を除けば、ほぼすべての診療科で年度間を通して安定して救急医療が行なわれているのがわかります。よって、この医療圏ではほぼ全診療科に対して救急医療が行なわれているといえます。

ただし、これだけではこの地域で救急医療が自己完結しているかどうかはわかりません。もしかすると、京築医療圏の患者が外に行ってしまっているかもしれません。そういったことを考慮してさらに詳しく分析するために、NDBで補完します（P.73 図4）。

NDBのデータを使うと、そこに住んでいる人がどこの医療圏の医療機関にかかっているのかを分析できます。図5は二次救急のデータになりますが、グラフのいちばん下にある京築医療圏をみると、実は京築医療圏に居住する人の3割しか、京築医療圏で二次救急にかかっていないということがわかります。6割以上の人が隣の大分県北部医療圏にかかっています。北九州圏医療圏にも1割きています。ここまでみてい

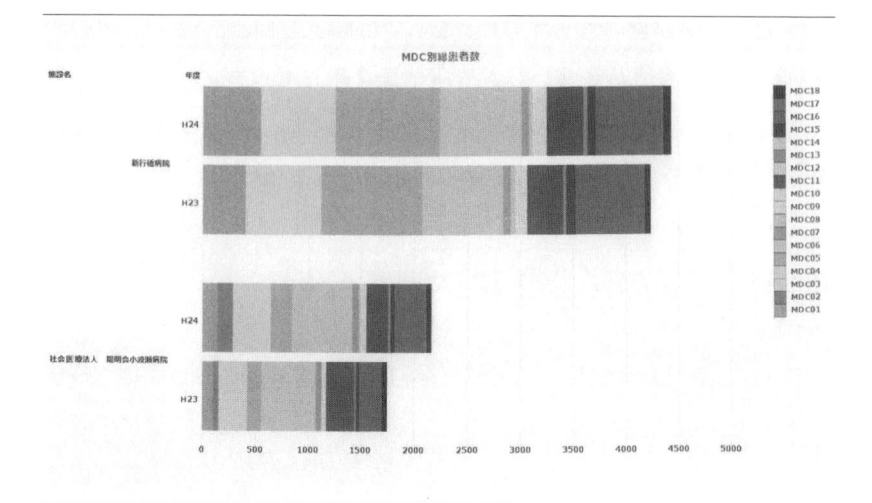

図 2　京築医療圏における DPC 対象病院の診療実績
(平成 23 年度・24 年度厚生労働省データ：MDC 別全患者)

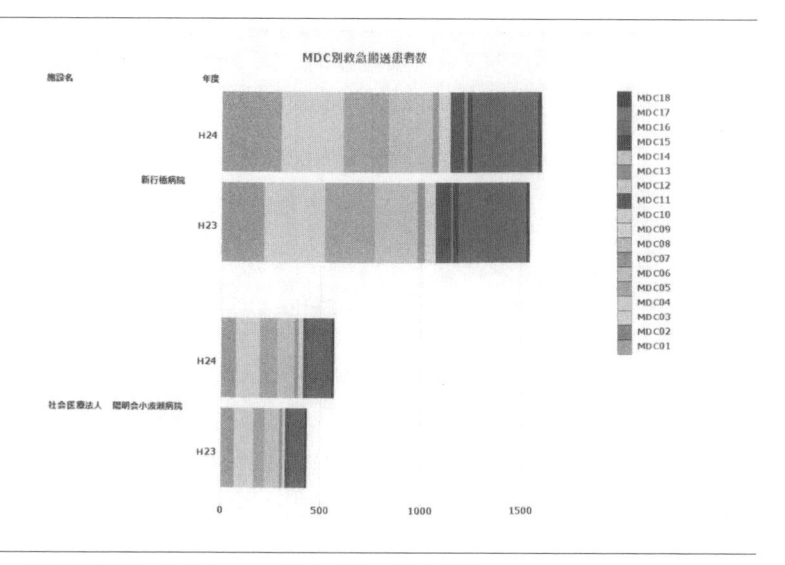

図 3　京築医療圏における DPC 対象病院の診療実績
(平成 23 年度・24 年度厚生労働省データ：MDC 救急搬送患者)

第 5 章　医療情報の分析からみえる地域医療とその将来像

くと、京築医療圏というのは全診療科に対応した救急はできているけれど、救急の 7 割はほかの医療圏に依存しているということがわかります。

次に、消防庁のデータ「覚知時間別にみた搬送の状況」（P.74 図 5）をみてみます。消防庁のデータは個票データで、何時何分に電話がかかってきて、何時何分に救急車がそこに到着して、何時何分に病院に収容したのかというデータが全部入っています。それを使うことによって、医療圏単位で覚知から収容、現場到着から収容、電話がかかってきてから

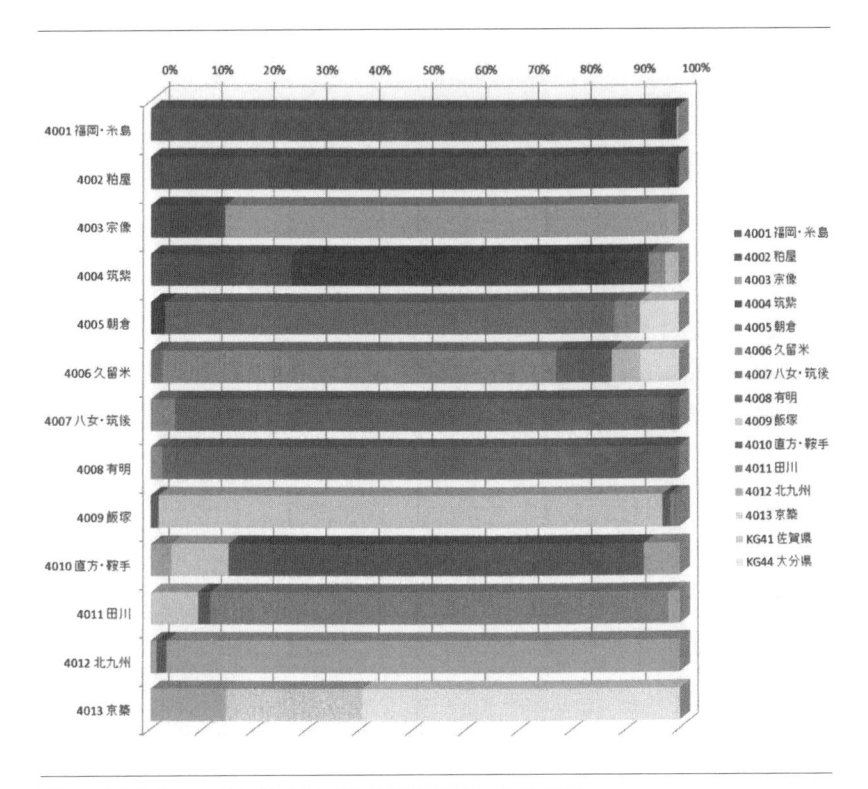

図 4　福岡県における救急医療の自己完結率・二次救急
（平成 24 年度 NDB データ：入院・外来合計）

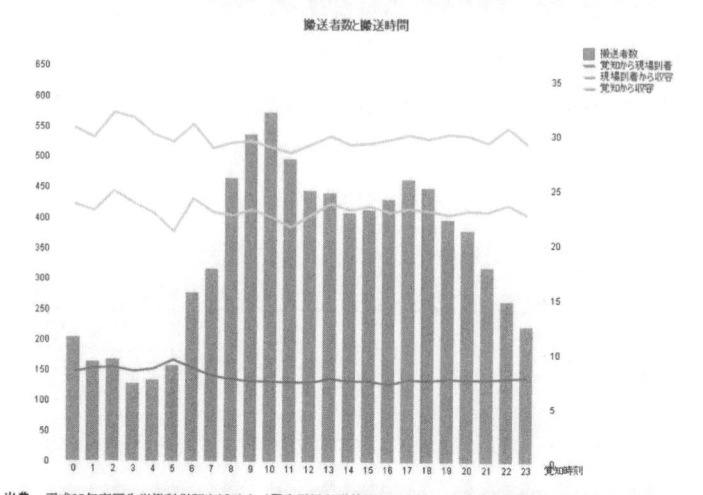

図5 覚知時間別にみた搬送の状況（平成23年度消防庁データ：京築医療圏：全体）

現場到着まで何分かかっているのかを分析することができます。

京築医療圏の場合は、平均で30分を越しています。救急医によると、その地域の救急医療の現状を評価するうえでは、30分が一応のメルクマールになるということでした。そうするとこの京築医療圏は、全診療科に対応した救急ができているけれど、7割くらいが外の医療圏に行っていて、パフォーマンスとしても30分を越えた搬送時間になっているということなので、救急医療に関して改善が必要だということがわかります。

疾病ごとのアクセシビリティもわかる

同じように、がんに関してもDPCのデータでみることができます。

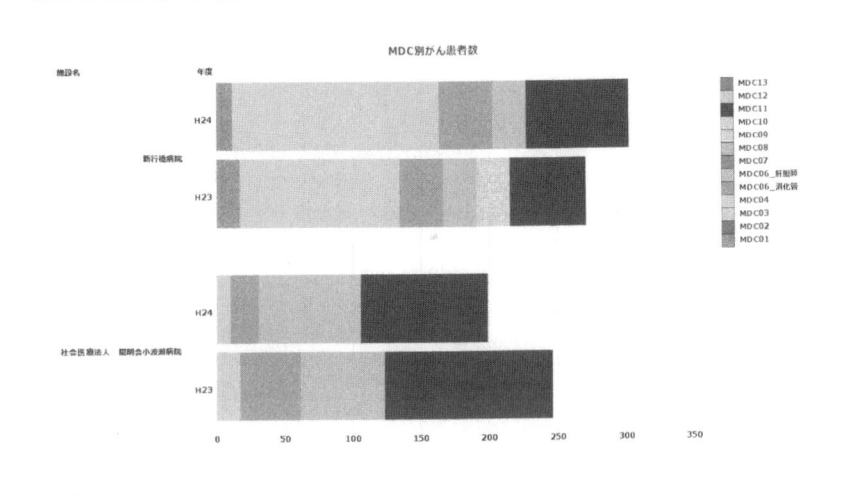

図6 京築医療圏におけるDPC対象病院の診療実績
(平成23年度・24年度厚生労働省データ：MDC別全がん患者)

図6は、MDC別の全がん患者数です。5大がんに関しては、一応この地域でみることができるようになっていますし、年度間で大きなぶれもありません。先ほどと同様に、自己完結率をみてみます（P.76 図7）。グラフのいちばん下にある京築医療圏の場合は、約半分の患者さんは京築に入院して治療を受けていますが、残りの半分は北九州と大分に行っているということがわかります。しかし、この場合をよく考えてみると、救急は待てない契機ですが、がんはある程度時間に余裕があります。そういう意味では、このような状況であっても、もしかすると問題はないのかもしれません。

このようにDPCデータとNDBデータを組み合わせることで、それぞれの地域における領域別の医療の現状と課題がかなり明確にわかるようになってきました。これを地図に落とし込んだ例が、図8（P.76）です。

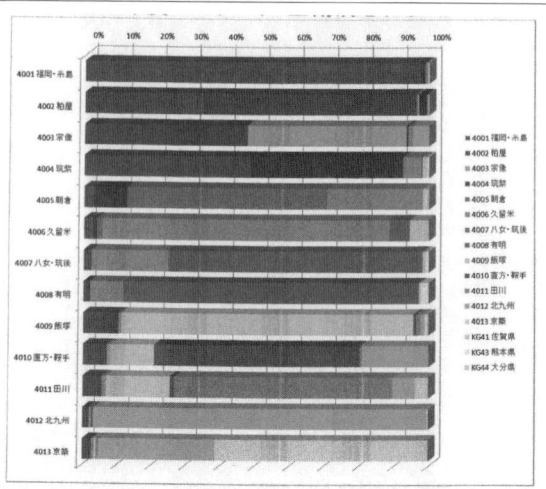

図7　福岡県におけるがん医療の自己完結率・二次救急
（平成24年度NDBデータ：主傷病悪性腫瘍・入院）

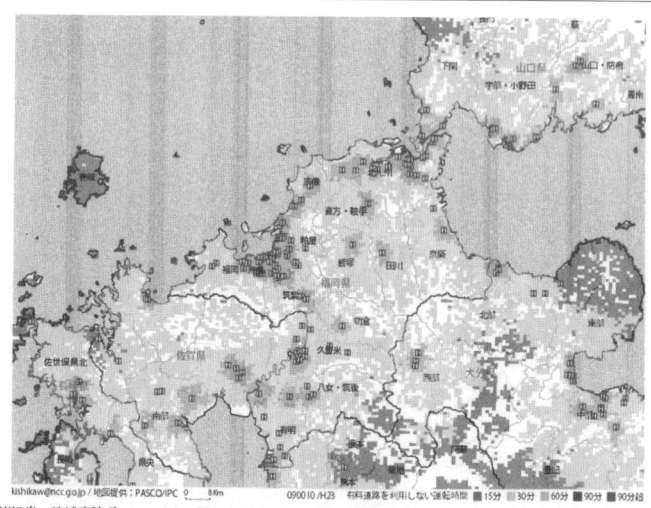

図8　DPC公開データによるがん診療へのアクセシビリティの評価
（平成23年：福岡県・乳がん）

図9　DPC公開データによるがん診療へのアクセシビリティの評価
(平成23年：福岡県・がん種別)

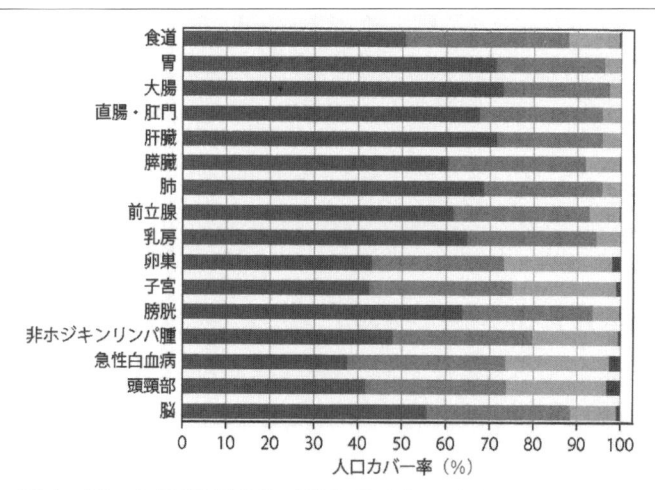

　図8は、乳がんの患者が乳がんを治療できる病院にかかるのに、何分かかる地域に住んでいるかを表したもので、石川ベンジャミン光一先生（国立がん研究センターがん医療費調査室長）が作成されました。濃い緑が15分以内に乳がんを治療しているところに患者さんが住んでいる地域、薄い緑が30分、黄色が60分、濃い赤が90分、ピンクが90分以上に分けて示されています。こういうかたちでどこに住んでいるかによって、その諸病を治療している病院にどのくらいのアクセスができるのかということが表現できるようになりました。

　図9は、すべてのがんについて整理したものです。同じように、心筋梗塞と脳血管障害についてまとめたものもあります。それによると、脳血管障害だと福岡県の場合は、ほぼ90％以上の患者さんが30分以内に

脳卒中の治療ができる病院にかかることができます。これが、北東北の岩手県とか青森県とか秋田県になると、30分以内にかかることができる人は半分くらいしかいません。それぞれの地域でアクセシビリティにどのくらいの差があるのかということも、このようにビジュアル化できるようになったのです。

医療需要を推計し未来に備える

　医療計画というのは、基本的には将来の分析もしないといけません。これまではなかなかできませんでしたが、社会保障・人口問題研究所のデータに基づいて推計できるようになりました。図10は京築医療圏の2010年と2030年の人口ピラミッドです。2030年には75歳以上の後期高齢の女性が増え、介護と医療の複合的なニーズが生まれるということが、これだけでわかります。一方で、若者世代は減ってきます。そうすると、これらの高齢者のケアをするホームヘルパーや看護師をどういうふうに確保するのかということが非常に大きな問題になるわけです。
　患者調査のなかに性年齢階級別の入院受療率が傷病別に出ていますので、仮に全入院受療率が将来も変わらないと仮定して、社会保障・人口問題研究所の人口推計と組み合わせると、これから増えてくる入院患者が推計ができます。
　図11をみると、この地域で非常に増えるのが、骨折、肺炎、脳血管障害です。分娩は40％も減っていくという状況になってきます。ここで考えなければならないのは、骨折、肺炎が増えるということと脳血管障害が増えるということは、意味が全く違うということです。これはあくまでも有病率（新規に発生した罹患率×有病期間）です。脳血管障害の場合には有病期間が長いので、これは新規発生が増えるということより

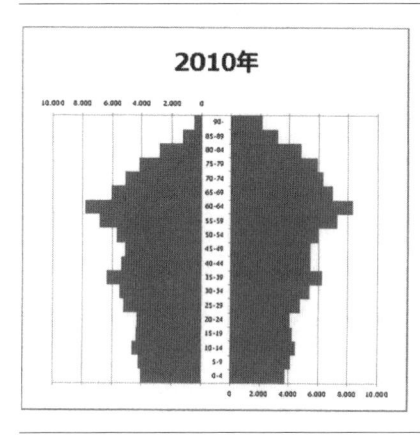

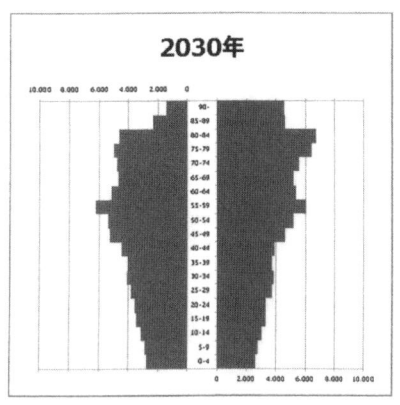

第 5 章　医療情報の分析からみえる地域医療とその将来像

図 10　京築医療圏の人口ピラミッドの変化

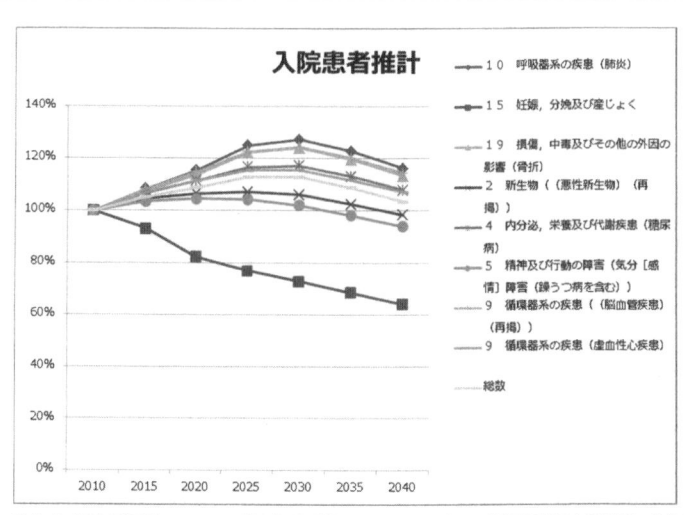

出典：平成25年度厚生労働科学研究補助金（厚生労働科学特別研究事業）・今後の医療需要を踏まえた医療機能の分化・連携を促すための地域医療ビジョン策定に向けて把握すべきデータやその活用方法に関する研究(H25-特別-指定-007)（研究代表者：松田晋哉）

図 11　京築医療圏の傷病別患者数の推計（入院）

は、どんどん積み上がっていくということです。一方で、肺炎と骨折は有病期間が短いですから、これは新規発生が非常に増えるということを意味します。

よく考えてみると、今まで医療計画のなかで5疾病6事業ということでいろいろやってきたわけですが、肺炎、骨折が増えるということに関して、実はあまり計画されていません。後期高齢者が増えれば当然肺炎と骨折が増えます。認知症が裏にありますので、こういった問題に対してどのような対策をとっていくのかということがこれから大きな課題になるわけです。京築医療圏のようなローカルな地域だとよいのですが、これが東京だと肺炎、骨折の増加量が倍増します。こういった換算を大都市でどのようにみていくのか、これから考えていく必要があるでしょう。これを計画するのが、地域医療構想や地域医療計画になります。

ここでは詳しく説明しませんが、必要な病床数の推計もしています（表2）。仮に今の入院率と在院日数を前提とすると、これから病床数が足りなくなります。急性期病床は在院日数をある程度短くすればなんとかなりますが、療養病床に関していうと今のベッド数でやろうとすると在院日数をだいたい2カ月から4カ月ほど短くしないとまかないきれなくなります。ということは、医療が落ち着いたら、慢性期の病院に入っている方もすぐに退院してもらうのが、これからは一般的になるということであり、現在、療養病床でケアを受けているような患者は、今後は在宅医療が必要になるということを意味します。医療ニーズの高い方の在宅医療をどのようにつくっていくのか、今から計画しないと間に合わないのです。

多くの人と一緒にいろいろ考えていくために、それぞれの病院の周りでどのくらい患者さんが増えていくのか、あるいは減っていくのかを推計するソフトウェアを作成して公開しています。

各年度推計病床数

年度	2010	2015	2020	2025	2030	2035	2040
高度急性期	385	402	412	424	421	406	386
一般急性期	962	1,005	1,031	1,059	1,053	1,014	966
回復期	877	603	618	635	632	608	580
医療療養	710	773	827	900	920	889	843
介護療養	174	192	208	231	237	229	217
精神	806	825	829	825	809	778	743
その他	17	18	19	19	19	19	18

病床利用率は、高度急性期 85％、一般急性期 85％、回復期 85％、医療療養 95％、介護療養 95％、精神 90％、その他 50％ と仮定
一般病床は高度急性期：一般急性期：回復期を 20：50：30 に分割
医療圏内外の患者移動は考慮していない

各年度平均在院日数（現状追認シナリオ）

年度	2010	2015	2020	2025	2030	2035	2040
高度急性期	21.6	20.7	20.1	19.6	19.7	20.5	21.5
一般急性期	15.0	14.3	13.9	13.6	13.7	14.2	14.9
回復期	83.0	79.3	77.4	75.3	75.7	78.7	82.6
医療療養	147.0	135.0	126.1	115.9	113.5	117.4	123.8
介護療養	260.1	236.2	217.9	196.7	191.2	197.8	209.2
精神	332.4	325.0	323.3	325.1	331.2	344.4	360.8
その他	70.0	66.4	64.6	62.6	62.8	65.1	68.1

2010 年の推計病床数で患者数の変化を賄うために必要な在院日数として推計

表 2　京築医療圏における必要病床数と平均在院日数の推計結果（現在の入院率を前提としたシミュレーション）

推計入院患者数

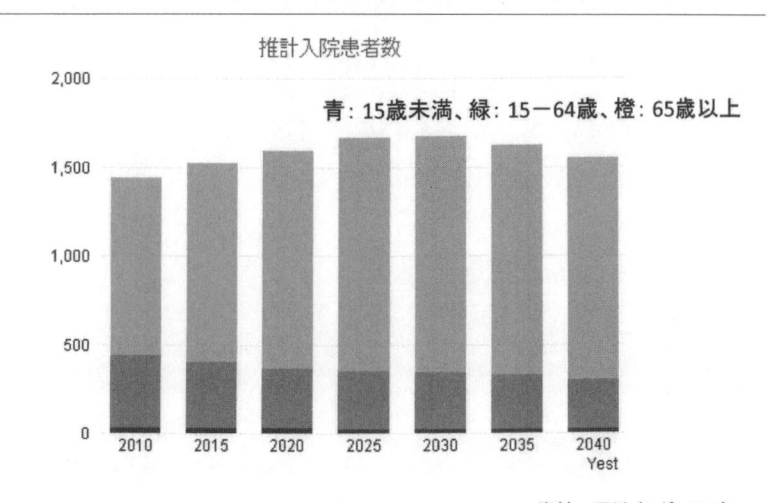

青：15歳未満、緑：15－64歳、橙：65歳以上

資料：石川ベンジャミン光一

図12　新行橋病院の30分圏診療圏における医療需要の将来推計（全入院患者）

　図12は福岡県の新行橋病院の30分診療圏における1日当たりの入院患者を推計したものです。2030年頃まで患者が増えるのですが、すべての病院について、がんや脳血管障害、肺炎、白内障、それぞれの傷病についてどのくらい患者が増えるかを推計できるようにしています。

福岡県の取り組み

　福岡県では、国保のレセプト、後期のレセプト、介護のレセプト、検診のレセプトを個人単位でつないでフォローアップできる仕組みをすでにつくっています。福岡県保健医療介護総合データベース「FukHDAS」と呼ばれているシステムです（図13）。ルールとしては、NDBにおける個人情報保護方針に準拠したシステム構成でやっています。これにより、福岡県のそれぞれの市町村で、いくらくらい入院費がかかっている

のか（P.84 図14）、あるいはその医療介護度別にどのようなサービスをつくっているのかの分析ができます（P.84 図15）。

例えば、図16（P.85）は脳梗塞で介護保険を使っている人が、医療費と介護保険をどのくらい使っているのかを分析した結果です。これから医療、介護が複合化していきますので、つなげて分析しないといけません。そうしないと、予防の効果も対策の効果も分析できません。このようなシステムを実際に活用しており、技術的にはかなり安定しているといえます。

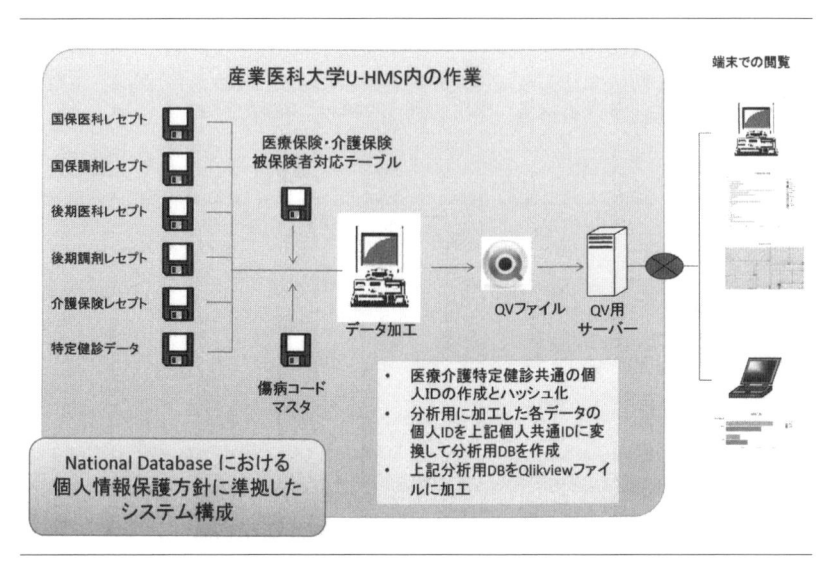

図13　FukHDASのシステム概要

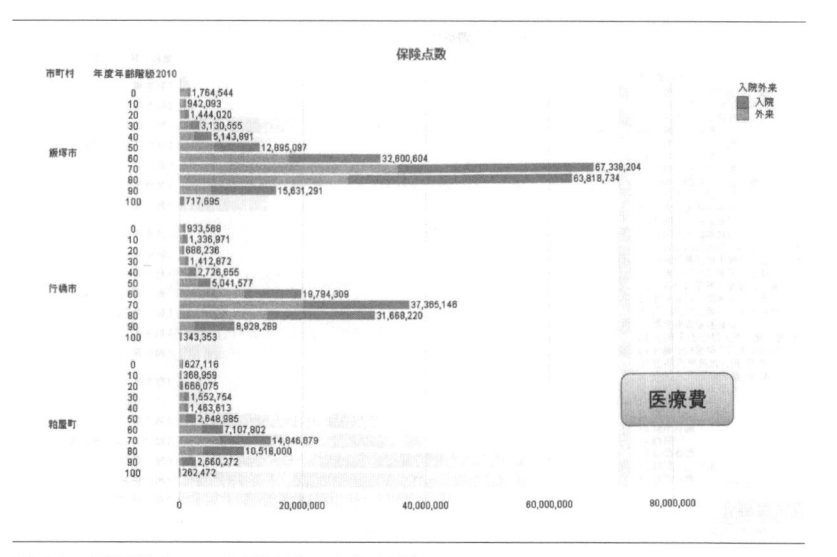

図14　福岡総合DB分析結果：市町村別（2010年7月診療分・抜粋）

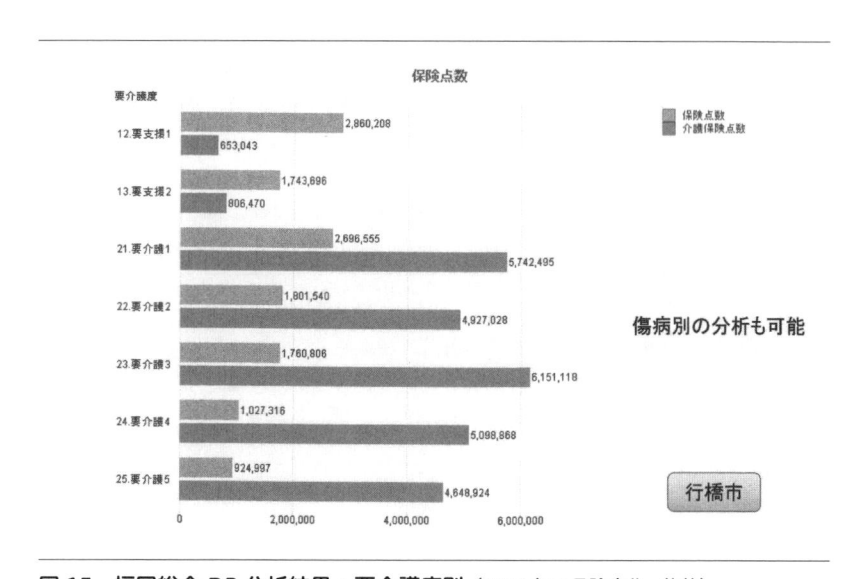

図15　福岡総合DB分析結果：要介護度別（2010年7月診療分・抜粋）

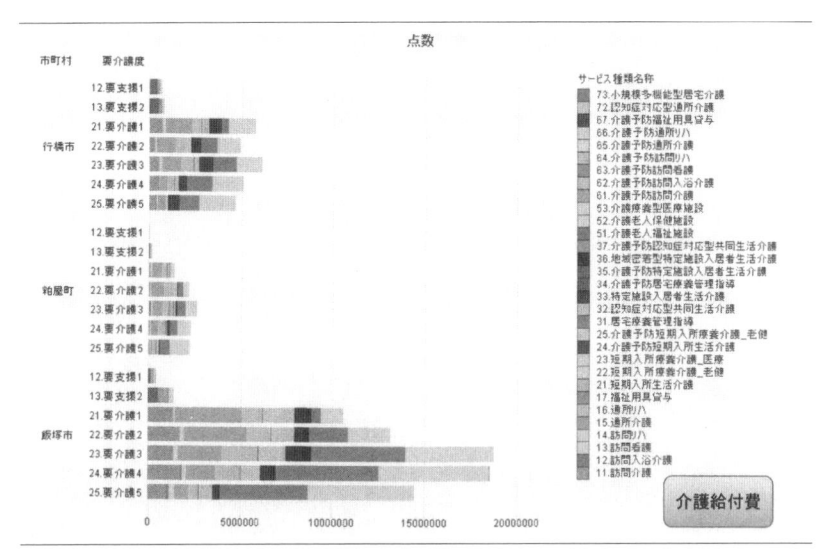

図16　福岡総合DB分析結果：介護給付費別（2010年7月診療分・抜粋）

各地域・各施設の情報活用力が問われる

　DPCとNDBのプロジェクトによって情報の標準化と透明化が進みました。福岡県でやっているプロジェクトの基本的な技術は、DPCプロジェクトでつくられたものです。それぞれの地域で医療の現状についてミクロレベル、マクロレベル、両方から検討ができるようになりました。そして、地域医療構想、地域医療計画、それから平成30年からは医療介護をまとめた地域包括ケア計画をつくっていくことがこれからの流れになってきます。そのためには、それぞれの地域での情報活用力が問われます。これを誰がやるのか？　やはり大学（アカデミア）の仕事だといえるでしょう。地域のシンクタンクとして大学が機能できるかどうか

が、すでに存在するビッグデータをどのようにヘルスポリシーに活かせるかの鍵を握っているといっても過言ではありません。

第6章
日本における医療情報と個人情報保護の法的側面

医療情報化の3つの大きな課題

　本章では、日本における医療情報と個人情報保護の法的な側面についてみていきます。本題に入る前に、これまでのまとめとして以下の3点を確認しておきましょう。

　ひとつめは、「データは存在する」ということです。すでに80億件近い膨大なビッグデータがあります。しかし、現状ではあまり利用されていません。データがあっても、利用されないデータは存在しないのと同じです。では、どうにかしてうまく利用できないか？　より多くの研究者がデータを利用できる体制が整えば、もっと貴重な研究ができるはずです。

　2つめは、典型的な日米の違いについてです。これからNDBが始まり、東京と京都にデータセンターができます。しかしオンサイトであり、そこへ行って研究を始めないといけません。しかし、米国ではバーチャルリサーチセンターというインフォメーションセンターがあり、会社や自宅のパソコンからデータにアクセスできます。そのような環境が米国では整っていますが、日本ではオンサイト、つまり東京か京都に足

を運ぶ必要があります。米国の合理的かつ先進的な取り組みに対して、国内の状況はかなり遅れているといわざるを得ません。

　3つめは、日本はどうして遅れているのかということです。現実問題として、さまざまなハードルがありますが、とくに法的な面での影響が大きいといえます。典型的なのは、個人情報保護法です。

個人情報保護法が警察の捜査の足かせに

　個人情報保護法が我々の生活を縛ることになったのは2003年からです。法律としては新しいものですが、あっという間に席巻しています。個人情報保護に関して、実際にあった驚くべき事例を紹介しましょう（図1）。

　死因のわからない遺体がみつかり、遺体の近くに病院の診察券がありました。警察は、この人が死んだ原因を調べる必要があります。そのため、この人は何の病気だったのか、どのような経緯で受診したのかを病院へ聞きに行きます。それが死亡に直結しているかもしれないからです。しかし、警察が病院に聞きに行っても本人か家族の同意がないと話せないと言われました。本人は遺体ですから、病院側の対応に警察は困惑します。ほかにも同じような事例が出てきたので、警察は困って厚生労働省になんとかしてほしいと頼みました。

　法律を読めば、法令に基づく第三者提供は行なえると書かれています。警察は警察官職務執行法という法令に基づいて動いているので、捜索令状が必要であるとは書いてありません。したがって、先ほどのような場合では病院が情報提供しても問題ないのですが、のちにQ&A集などをつくって改めて病院側に理解を求めることとなりました。

　警察からの要請に対してすら個人情報保護法が壁になるのであれば、

- 死因のわからない遺体がみつかって検視に行った。遺体近くに病院の診察券があり、病院に病歴などを尋ねたが「本人か家族の同意がないと教えられない」と断られた
- 交通事故や傷害事件の当事者のけがの程度について「同意がないとだめ」と言われた。意識不明で回答できない状態でも同様の回答だった
- 関係者のアリバイ捜査をしていて「この人物がこの期間に入院していたか」などを問い合わせても答えてもらえなかった

図1　個人情報保護法と警察の困惑

もっといろいろな医療機関、介護関係者、友達などが、この法が大きな壁になったという事例を多くの人が知っていてもおかしくないはずです。もちろん、警察が来たら何でも情報を提供すべきというわけではありません。患者の個人情報（プライバシー）の保護は医療者に課せられた義務ですが、「患者に対して善をなすこと」の医療倫理の原則と法律に従ってその都度、適切に判断していくことが重要といえます。

過剰な同意主義に走る日本

　我が国の個人情報保護法の影響は、「個人情報だからダメ」「法律があるからダメ」というだけで、それ以外の理由はありません。何のために法律ができたのかを考えず、個人情報保護法という法律があるから情報は出せません、となります。それを解除するには、同意しかありません。本人の同意か、家族の同意が必要になります。家族の同意が本当にいい

のかどうか、むしろそちらのほうが問題ではありますが、それはさておき日本は過剰な同意主義といえます。同意を取るというのは、結局は形式的な同意に留まる場合が多く、かたちだけのものになりがちです。

　このような現状からすると、「個人情報保護法」ではなく、もっと違う名称にするべきだったでしょう。個人情報保護法の前文には、「保護だけじゃなく利活用が大事である」と書かれています。バランスを取らないといけないと法律には書かれていますので、「個人情報保護および活用法」という名前にすれば、誤解が少なかったかもしれません。

個人情報保護法制定の背景

　個人情報保護法はなぜつくられたのか？　ひとことでいうならば、「情報化社会」になったからです。個人が握っている非常に狭い範囲の情報が、よもやま話でリークされるというようなことではなくなり、USBメモリをひとつなくしただけで何十万件、何百万件の情報が出ていくような時代になったからです。まさに、ビッグデータの話なのです。

　個人情報保護法ができた背景には、EUの圧力もあります。それについては、ここで細かいことは触れませんが、EUとの関係、経済取引が重要な話になっています。

医療情報の特質とルールのつくり方

　個人情報のなかでも医療情報は特別なものです。特別にセンシティブですが、共有財産でもあります。とりわけ日本のような国民皆保険システムの下では、個々人には興味がないけれども、その個人がどういう病歴をもっていて、それに対しどのような対応をしたらうまくいったか、

うまくいかなかったか、そのような情報を集めると次の世代の治療に役立ちます。そういう意味で、医療情報は共有財産であり、非常に公共性が強いものです。

医療情報が電子化されると重要になってくるのが、漏洩問題です。医療情報の利用と保護のバランスは極めて難しいものですが、今までの感じからすると、保護に偏りすぎているという印象を受けます。

個人情報保護のルールのつくり方にはいろいろありますが、これがきちんとできていません。個人情報保護取扱業者のなかであれば、目的さえ明確にしておけば情報を活用できる「通知公表ルール」（ディスクロージャー・ルール）ですが、第三者に情報をもっていくときは、すべて「オプト・イン同意ルール」であり、事前に本人の承諾を得ないといけないルールになっています（P.92 図2）。

これは、現実には極めて使いにくいルールです。つくり方に間違いがあると思います。もっと中間の方法があったはずだと思うのです。今のルールでは、内部で使用する限りは例外にあたり、無断で利用可能になるという法律です。厚労省はガイドラインで若干修正するようなものをつくりましたが、一般的な誤解を解くまでには至っておらず、戦略なき個人情報保護が行なわれてきました（P.92 図3）。

高齢化社会では「忘れられない権利」が重要

最近のEUでは、「忘れられる権利」（right to be forgotten）が注目されています。これは、ネットに投稿した動画などをあとから削除する権利です。例えば、検索サイトで表示される自分に関する情報を削除したいということがあるかもしれませんが、この「忘れられる権利」でいちばん得をするのは悪い人です。自分の過去を消したい人間は、一般に悪

1） 無断利用可能ルール (free use rule)
2） 通知公表ルール (disclosure rule)
3） オプト・アウト同意ルール (opt out rule)
4） オプト・イン同意ルール（opt in rule)
5） 絶対禁止ルール (prohibition rule)

個人情報保護法　内部利用は2）、外部提供は4）、例外あり

図2　個人情報保護のルールのつくり方

個人情報保護法の欠陥を少しでも是正

1） 死者の情報も含める
2） 5,000件以上はナンセンス
3） 情報公開による黙示の同意での対処

本当の力点は、データベース漏洩の防止と医療情報の重要性の意識を高めること
個人の尊重であり、画一的取扱いではないこと

図3　厚生労働省ガイドライン

い人、もしくはかつては悪かった人でしょう。実際に、ネット上で公開された情報を全部削除することは不可能です。しかし、EUではあえてそういう大切さを主張しているのです。

　日本ではむしろ、「忘れられない権利」(right not to be forgotten) が重要であるといえます。国立社会保障・人口問題研究所の発表によると、高齢者の3割が一人暮らし世帯です。今後の高齢化の進展でいっそう増加し、2035年には4割が単身世帯になるといわれています。誰ともつながらずに家に引きこもっている独居老人が、死後1カ月以上経っ

- 1人暮らしの世帯が相当数になっている。「孤立死」という言葉が生まれ、それをどう防ぐかが課題
- 同時に、東日本大震災などで、どこに被災者がいて、そのうちの誰が緊急に医療サービスを要するか（典型的には人工呼吸器をつけた患者や人工透析患者など）の把握が急務とされながら、情報の断絶で大きな困難があることもすでに経験した
- さらには、急増する社会保障費について、実は相当にもったいない使い方（二重の検査など）がなされているのも周知の事柄である
- このような社会状況においては、EUで喧伝される「忘れられる権利」（個人情報の遮断）ではなく、むしろ医療や介護を必要とする人たちにとっては、「忘れられない権利」(right not to be forgotten)（個人情報の連携・共有）こそが重要である
- 地域での見守りネットワークが動き始めているところがあるが、そこでは、情報の連携・共有が重要である

図4　日本社会で孤立死しないために

ても誰も発見してくれないということが現実に起きています。個人の情報を保護することは大切ですが、情報が有用に活用できなければ、情報を切り離して人々を隔絶させることにもなりかねません。情報がなければ、孤立死の増加をもたらすことになるでしょう。一人ひとりを忘れてもらわない権利のほうが、今の日本には重要だといえます（図4）。

医療情報の共有と活用を目指す

　日本は、日本の状況において医療情報の共有について考える必要があります。また、医療情報だけではなく介護関係の情報とも共有する必要があります。医療情報も介護情報も共有財産です。個人の情報がいろいろなところに全部流れていくのは問題があるので、必要な場合はすべて

匿名化したうえで共有財産として利用します。その情報を生かしてどういうシステムをつくり上げたら高齢化社会に我々は立ち向かい生き残ることができるのか、積極的に考える必要があります（図5）。

　ビッグデータという言葉が一般的な日本語として使われるようになり、実際にそのデータを活用するための個人情報保護法の改正案が成立しましたが、本稿執筆時点で政令や指針の整備は途中であり、詳細は明らかになっていません。同意原則に過剰に頼るのではなく、匿名化を進めたデータであれば、さまざまな用途に利用していく方向に向くはずですが、本当にそういう法案になるかはわかりません。医療の現場、あるいは介護の現場で、適切な利用であれば情報を利用してよいという原則があるんだということを、個人情報保護法ではっきり宣言するような機会となることを願います。

- 可能なら、医療や介護を日常的に必要とする人たちには、次のような人たちが見守りネットワークを構築し、対象者に関する情報が瞬時に同期して伝えられるようなネットワークがあったらよい
    - ①行政（市町村）において対象者を担当する特定の担当者
    - ②対象者の医療に携わる医師・看護師
    - ③対象者の介護に携わる介護者
    - ④家族・親族
    - ⑤対象者本人が指名する人
- 「見守りケータイ」などが示すように、携帯電話、スマートフォン、タブレットなどを利用すれば技術的にはそれらが十分可能であり、さらに、先に紹介したように、毎日の服薬や、血圧などの健康情報、位置情報などを知らせることで、対象者を守るネットワークが形成できるようになっている
- 同時に、ここで得られた情報は、当該対象者を守るだけではなく、例えば服薬すること（しないこと、忘れること）がどのように健康に影響するかを、同じ薬剤を利用する対象者について収集し検討することで、当該薬剤の効能を再評価するなど、社会全体の利益のためにも利用すべきである

図5　医療情報の共有と活用

第7章
患者の立場からみた医療情報と個人情報保護

病院内での個人情報の取り扱いについて

　本章では、患者の立場からみた医療の個人情報やプライバシーについてみていきます。

　本日話題になっているようなNDBやDPCを知っている患者さんはほとんどいません。ましてや個人情報の利活用であったり、マイナンバーとどう関係するかや、医療の情報化でもたらされる恩恵について意識をもっている人は極々わずかです。実際に病院や患者支援団体に寄せられる相談のなかで、個人情報やプライバシーについてどのような内容が多いのかを3つ紹介します。

　ひとつは、自分の病気を他人に知られてしまったという相談です。多くの病院では、初診の受付で「今日はどういう症状で来られましたか？」と聞かれます。付近には、ほかの患者さんもいます。そのような場所でなぜ自分の症状を言わなければならないのか？　恥ずかしい症状や人に知られたくない病気もあります。そういったことが医療現場では当たり前のように起きています。あるいは、待合室で看護師に予診票に書いた内容を大きな声で確認されたり、入院して大部屋に入ったときに、医師

や看護師との会話を近くの患者さんが聞いているのではないか？　どうしてそういうところで個人の情報を言わないといけないのかという訴えが増えてきています。

　2つめは、「紹介状を書いてもらったら、直接は関係のない精神科受診歴を書かれた」など、自分の情報が知らないうちに医療機関に提供されてしまったという相談です。そういうことはあってはならないのではないか、という声が多く聞かれます。

　3つめは、自分の病気のことなのに、自分より先に勝手に家族に病状を説明されてしまったという相談です。まずは家族が呼ばれて患者にいつ、どこまで説明するかを相談する、かつてはこれが当たり前でした。しかし、現在は価値観が変わってきており、家族構成や家族というものの考え方も変わってきました。自分の病気のことは最初に自分に知らせてほしい、むしろ家族には知らせないでほしい、そういう考えをもつ人も現れてきています。また、自分の病状や治療方法の説明を受けるとき、一緒にいたいのは必ずしも家族とは限りません。自分のことをよく知っている人は実は他人なんだ、そういった場合も出てきています。そういうことまで考えると、まず病気がわかったときに誰に知らせてほしいか、そして一緒に説明を受けたいのは誰か、あらかじめ確認することが必要な時代になってきています。

　病院は重要な個人情報を多く取り扱う機関にもかかわらず、その対応はまだ不十分な部分もあり、いろいろと難しい問題を抱えています。最近のナースステーションはオープンカウンターが増えており、なかで医師や看護師が話している内容が廊下に筒抜けになっていたり、あるいはホワイトボードやパソコンの画面が外部にさらされていたり、身の回りにある個人情報に対して、かなりゆるい面がある病院もあります。

第7章 患者の立場からみた医療情報と個人情報保護

個人情報に対する患者の意識は二極化

　個人情報に対する私たちの意識は、かなり二極化しているといえます。とても敏感に個人情報について反応する人が一部にいますが、一方ではそんなことは全く意に介さないという人も多くいる状況です。

　個人情報保護法の施行と同時に、医療機関では個人情報の利用目的が公表されるようになりました。図1は、一般的な医療機関のホームページなどで公表されている個人情報の利用目的です。このなかに、前述した他の医療機関からの照会に対しての回答や家族への病状説明についてのことが書かれています。つまり、「私はこの利用をやめてください」と申し出ない限り、黙示による包括的な同意が得られていると判断されるわけです。こういうことが2004年からもう11年間続いています。

　ところが、このようなことを理解している人は少数です。「黙示による同意」というより、知らないうちに同意をしているだけともいえます。

- ● 利用目的を特定し受付付近や掲示板、ホームページなどで公表
　　⇨ **知られていない**
- ● 公表されている利用目的は患者から申し出がなければ同意したとみなされる　**黙示による同意**
- ● 医療機関の責務
　　① 情報を正しく取得する　⇨ **知らないうちに同意**
　　② データが漏れないように組織体制を整備
　　③ 職員の守秘義務の徹底　医師・歯科医師・薬剤師・助産師には刑法上の守秘義務
　　④ 不要データは復元不可能な状態で破棄

図1　医療における個人情報の扱い

だとすれば、これから先の情報の利活用と個人情報の保護をどうしていくのか、こういったことを考えるときに、個人情報の利活用とはいったい何なのか、そしていま個人情報保護が何で問題になっているのか、国民にしっかり理解できるように知らせていく必要があるのではないでしょうか。

医療情報の利活用に必要なのは患者の理解

　医療や病気について、大人になってから急に賢くなりましょうといわれても難しいものです。やはり、子どもの頃から教育に取り込んでいくことが必要不可欠です。重い病気になって、治療方針の選択などで急に難しい問題を突きつけられてもなかなか決断できるものではありません。医療や病気を正しく理解して、自分は何をしないといけないのかを知る、そうすることで初めて患者として意思表示できるようになるはずです。

　現在、厚生労働省による「医療等分野における番号制度の活用等に関する研究会」では非常に難しい議論が行なわれており、この内容をいったいどうやって国民に説明していくのか、たいへん大きな課題があります。医療情報の利活用では、情報連携、情報の自己管理、手続きの簡略化、研究分野や統計分野での活用が主にいわれています。とくに情報連携は、第三者に知られたくないことは意識化しないと意思表示できません。いわゆる、オプト・アウトと呼ばれている拒否の選択です。自分の情報の何を使ってもらってもよいのか、何は嫌なのか、私たち一人ひとりがオプト・イン、オプト・アウトをしっかり意識しないといけません。

　さらには自分で意思表示ができなくなったときにはどうするか？　そして遺伝子の情報など、一般の人たちの理解を超える情報も今後たくさ

ん出てきます。そういった情報の扱いについて自分はどうしてほしいのか？　そして自分の死んだ後の情報はどうするのか？　そのようなことまで議論するとしたら、もっと幅広く医療情報についての知識を共有していく必要があります。患者だけでなく、多くの国民の理解を得て認識を高めるためには、まだまだやることが多く残されていますが、データはすでに存在しており、実際に活用する段階にきています。本格的な医療情報の利活用が、まさにこれから始まろうとしています（図2）。

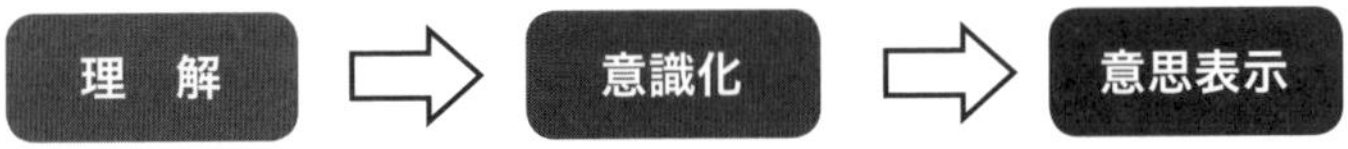

理解　⇒　意識化　⇒　意思表示

教育の必要性

- 情報連携
    第三者に知られたくないことの意識化
    オプト・アウト、意思表示不可能になったとき、理解を超える情報（遺伝情報など）、死後など
- 情報の自己管理
- 手続きの簡略化
- 研究分野・統計での活用

図2　利活用と個人情報保護に必要なこと

第8章
電子カルテ医療情報の利活用とその課題

利活用とは循環させること

　医療は医療施設内だけで完結しているわけではなく、新しい優れた治療法の公表と他施設への普及、医薬品・医療機器・医用材料の改良、さらに医療制度の改善やそれを実現する政策により支えられています。このような活動のために、医療施設内での診療に伴い日々発生するデータを大規模に集積して役立てることが期待されています。これを医療情報の二次利用といいます。ということは一次利用があるわけですが、これはある患者の診療データをその患者の診察や治療に直接的に用いること、つまり普通の診療利用をいいます。二次利用では多くの診療データを元に、現場の工夫、新治療法、新薬、注意喚起、制度改善などを行ない、医療を全体として向上させることで、間接的に患者さんの治療に役立てることを目指します（P.102 図1）。

医療情報と臨床研究データとの違い

　患者に参加してもらい実施する臨床研究でも、医療情報の二次利用と

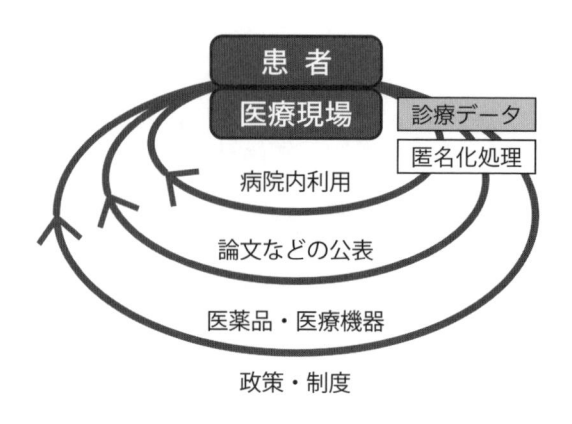

図1　利活用の成果は医療現場と患者に戻す

　同様に、医療現場で発生するデータを使用します。この2種類のデータは、データとしては仮に同じものでも意味的に異なるもので、この違いに医療情報を利活用するうえでの枠組みとしての注意点があります。臨床研究では先に研究目的があり、それに沿ったデータの収集を行ないます（図2）。作成したレポジトリ（DB）には、目的にあったデータが入っていて、解析はそのデータをそのまま利用します。データが適切かどうかはデータ収集の段階で決まるため、適切に収集できているかどうかの検証を行ないます。

　それに対して医療情報の二次利用では、データは診療に伴って発生したもので、二次利用の目的とは関係なく集まったものです。そこで二次利用の目的にあったデータとして扱うためには、DBからの抽出時に複雑な処理を行ない、できるだけ目的に合ったデータにしようとします。こちらでは抽出結果が利用目的にどの程度適合しているかを検証することになります。

第8章　電子カルテ医療情報の利活用とその課題

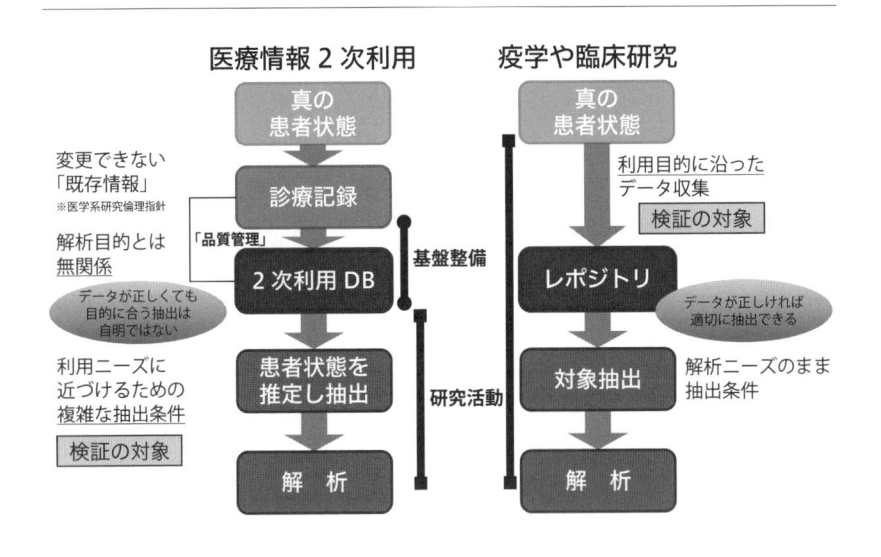

図2　医療情報と臨床研究データとの違い

レセプトと電子カルテの違い

　同じ医療情報でも、「レセプト・DPC」と「電子カルテ」由来（正確には、「オーダリングシステム」と「電子カルテ」由来）のものでは性質が異なります（P.104 表1）。レセプトデータやDPCデータは、診療報酬を医療施設が請求するために、月次で提出するデータです。レセプト・DPCは全国統一形式であり、そのまま大規模に集積することができます。ひと月分のデータが整理されたもので、医療施設外部に提出することで固定化されます。処置や検査を行なったかどうかの情報はありますが、その結果の情報はありません。医療施設から提出されたものが集積されて利用可能になるまで何カ月もかかります。

　それに対して、電子カルテは、施設内での診療業務を遂行するための

	レセプト・DPC	電子カルテ由来
規模	大規模。とくにNDBはほぼ全数	現状ではまださほど大規模ではない
形式の統一性	全国統一形式	医療機関によりばらばらで、標準に変換する必要がある
内容の整理	月次で人手を加えて整理・固定化したもの	As-isな変動するデータ
格納項目	検査結果や経過などの情報がない	検査結果等の詳細情報があり、時刻情報（日内の順序）が得られる場合もある
データ鮮度	数カ月遅れ	リアルタイムに近い

表1　レセプトと電子カルテの違い

システムです。必ずしも他の施設と同じやり方の必要はなく、整理されていない「今」のデータが格納されています。そのかわり鮮度が高い詳細なデータが得られます。

電子カルテ由来DBの紹介（MID-NET）

「医療情報データベース基盤整備事業」というものが、厚生労働省と独立行政法人医薬品医療機器総合機構（PMDA）により進められています。いわゆる日本のセンチネル・プロジェクトといわれたものです。この事業では、電子カルテ由来の医療情報DBとそのネットワークが構築されており、MID-NETという名称がついています。MID-NETに参加する医療機関は現在10拠点（計23病院）あり、各拠点の診療情報を拠点毎にDBを作成して連携動作させるもので、将来1,000万人規模のデータベースを目指しています。

MID-NETには、4つの大きな特徴があります。①血液検査などの検査の結果値があること、②医薬品の安全性対策に役立てるためデータの信頼性確保に注力していること、③単なる匿名DBではなく分析機能ももつものでデータをMID-NET外部に出さずに分析できること、④分散型のDBシステムであり蓄積データは各医療機関内に留まっていることです。

MID-NETシステムは、図3のようになっています。拠点医療機関の病院情報システムからのデータは、医療機関の独自形式から標準形式に変換され、SS-MIX2標準化ストレージに随時転送されます。このように、標準化ストレージに共通形式でデータが一度揃えられます。その後MID-NETの独自DBへ匿名化してデータを取り込みます。通常はその

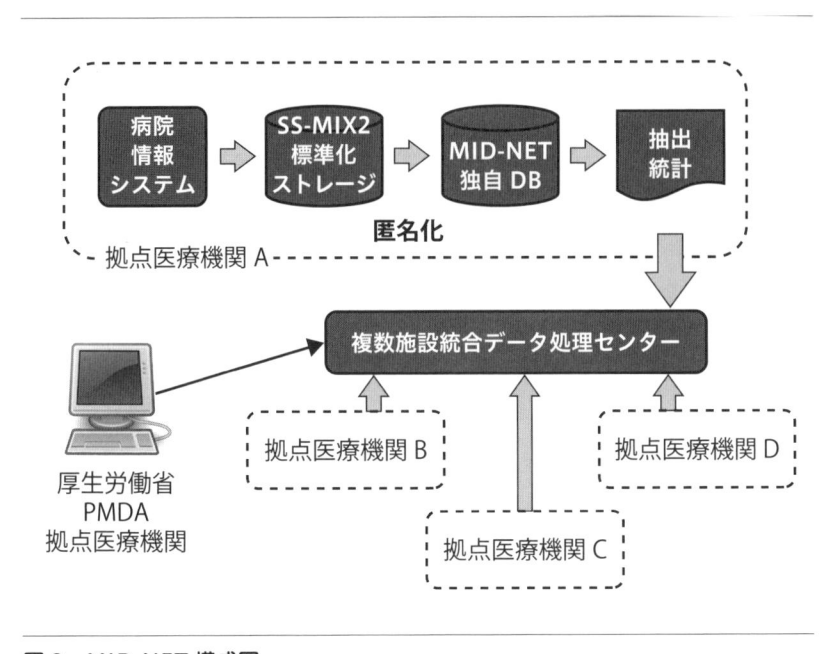

図3　MID-NET 構成図

状態で待機していて、分析の必要が出たときには各拠点に同じ抽出条件を配布します。各拠点で独自DBから情報が抽出・集計され、その結果は「複数施設統合データ処理センター」へ送られて統合利用されます。MID-NETで扱えるデータ項目は、患者情報、来院等情報、傷病情報、処方・注射情報、検体検査情報、薬物血中濃度検査情報、細菌検査情報、放射線検査情報（結果なし）、一部の生理検査情報（結果なし）となっています。レセプト・DPC情報も扱えます。

　MID-NETではデータの信頼性について「バリデーション事業」というものが行なわれています。これはデータの品質確保と、特性や妥当性の検証を行なうものです。MID-NETを始める前にはあまり予想されていなかったことですが、DBに格納されるデータの品質そのものにさまざまな問題があることがわかり（後述）、現在精力的に対応が進められています。このように電子カルテ由来のDBには、次に紹介する「標準化」「データ品質」「特性/妥当性検証」の3要素があります。

電子カルテ由来DBの3要素①「標準化」

　レセプトやDPCのデータは全国同じ形式・同じ請求用コードで提出されます。当たり前のようですが、実はすごいことなのです。全国統一様式であるからこそ、それらを集めてNDBを構築したり、DPC研究を行なったりすることができます。それに対して電子カルテの医療情報は、医療施設や採用しているベンダーによりさまざまな形式や番号で格納されています。そのままデータを集めても一括して利用することはできません。

　各医療施設のローカル形式を、特定の共通形式に変換することを標準化といいます。いま「形式」といいましたが、標準化には形式（入れ物）

の標準化だけでなく、表現コード（番号）の標準化、そして意味内容の標準化があります。このうち形式と表現コードについては、変換先の標準規格はある程度ひと通りは現状でも存在します。

　ところが、意味内容の標準化については、まだまだこれからです。意味内容の標準化は大きく２つあります。ひとつは、「検査値などの値の範囲」についてです。同じ検査でも、医療施設によって結果値がやや異なる場合があります。特定健診で採用されている検査については全国で揃えられているはずですし、大学病院などのしっかりした検査部門がある大きな病院では、代表的な検査はほぼ同じ値だったという調査もあります。しかしながら、どの範囲の医療施設でどの範囲の検査について大丈夫なのかについては、よくわかっていません。また正常/異常の境界が施設により異なる場合があり、医療施設基準値による正常/異常で判断することにも注意が必要です。

　もうひとつは、「項目名が示す正確な意味」についてです。説明のための一例として、ここでは「入院」「外来」について考えてみましょう。DBには「入院」「外来」を示す項目が一般にあり、1,2やI,Oといった値が入っています。ある患者さんのある日のデータがあったとして、それが入院中のデータなのか外来のデータなのかは、資料があれば間違いなく分類できそうですが、はたしてそうでしょうか？　例えば、薬の退院時処方というものがあります。退院時に患者さんに渡されて、次回外来に来るときまで自宅でこの薬を飲んでください、というものです。これは入院中に処方されるものですが、実際の使用としては外来と同じ意味です。では、退院時処方の薬は入院治療でしょうか、それとも外来治療でしょうか？　別の例としては、総合病院で入院中の他科受診、つまり内科に入院中の患者さんが眼科の外来窓口に行って受診するような場合です。これは外来でしょうか、それとも入院中のできごとでしょうか？

眼科受診が内科の病気と関係がなければ外来でもよい気がしますが、糖尿病で入院中の患者さんが合併症を調べる眼底検査のために眼科受診したときなどは、意味的には入院治療の一環と考えることができます。したがって、「入院」「外来」といっても、どの定義（考え方）によるものなのかを明示すると同時に、それが医療施設によってばらばらにならないようにしないと、まとめて大規模データとして扱うことはできないわけです。

　このような問題は、他にも多数あります。例えば、「血糖値」です。随時血糖値なのか、空腹時血糖値のみなのかは、医療施設によって異なるかもしれません。空腹時血糖値であっても、空腹時とは早朝空腹時のみなのか、食後3時間以降なのか、食後4時間以降なのかも一致しているとは限りません。

　あるいは、「処置」（治療処置）についてです。同じ処置の名前がついているものでも、その詳細手法に複数の流儀があり、施設や実施する医療者により内容がやや異なることが考えられます。それらを同じ「処置」として扱ってよいのかという問題があります。また、処置や医薬品使用がなされる条件が施設や医師により異なることもあります。これは「ある処置や医薬品使用がある」ことで患者グループを抽出するとき、施設によりそれぞれ異なる基準で患者グループが抽出されてしまうということにつながります。

　さらに、「医療情報DBに入るデータの範囲」が施設によって異なります。例えば、手術室での記録が紙ベース、もしくは手術室システムで管理されており、電子カルテのデータとしては取得できないことがあります。同様に、救急外来や病棟で行なう迅速検査キットによる検査結果についても、施設により医療情報DBにデータが入っている場合とそうでない場合がありえるため、一律に扱うことには課題が残ります。

表現コード（番号）の標準化は、変換先の標準規格はある程度ひと通りあると述べましたが、これに関しても問題がないわけではありません。同じ検査に対して医療施設により異なる標準コードが割り当てられている場合があります。

　標準化にはさらに、量的にははるかに大変な課題があります。医療施設の数だけローカルルールがあるといっても過言ではなく、ローカル形式から標準規格への変換を、あらゆる医療施設でそれぞれ行なわないといけないことです。レセプトではこれができているわけですが、なぜできるのでしょうか？　医療施設の収入に係わることですからレセプト処理を行なわないわけにはいかないという強い動機があり、医療施設の業務フロー自体がレセプト提出することを前提に最初から構築されているからです。そうではない「医療情報の二次利用のための標準化」の場合、その動機はどこからくるのか？　対応にかかる費用はどこから捻出するのか？　これをサポートする制度的な仕組みが、必要になってくると考えられます。

電子カルテ由来DBの3要素②「データ品質」

　MID-NETでのバリデーション事業を実施するなかで、品質確保活動を積極的に行なわないと、医療情報DB中のデータの品質が保たれないことが明らかになってきました。

　電子カルテ由来の医療情報DBには、医療施設の情報システムに蓄積されたデータをコピーして格納するだけではないかと考えがちですが、実際はそう単純ではありません。診療を遂行するための情報システムと医療情報DBシステムとでは目的が違いますので、データの格納概念からして異なります。したがって、医療情報DBへ取り出したいものに合

うデータを診療情報システム中のあちこちから拾い出し、整理変換作業を行なって医療情報DB向けにデータを生成するというプログラムが必要になります。このとき、どのようなデータを拾うか、どのように変換するかにはさまざまな考慮が必要ですが、検討が十分でなかったり、考え方が人により異なったりすることがしばしばあり、その結果、医療情報DB側として期待、予想していなかったデータが格納されることがあります。あるいは、単純なプログラムミスによるものもあります。生成されたデータの移送は、毎日常時行なわれますので、長期間の運用のなかでは、何か想定していない原因でデータが移送されず、欠落が発生してしまう可能性も常に念頭に置いておく必要があります。

電子カルテ由来DBの3要素③「特性/妥当性検証」

　そのほか、元のデータそのものの品質、例えば病名としては健康保険を意識した病名が登録されがちで、逆に正しい病態を示すけれど治療選択には影響がない病名は登録されにくい、という傾向もよく知られています。病名・病態の判別については、薬剤疫学分野でいうアウトカムのバリデーションや、医療情報学分野でいうEHR phenotypingという確認作業を行ないます。

　アウトカムのバリデーションでは、たとえばDBからある疾患の患者グループを抽出したときに、うち何％が実際にその疾患の患者なのかどうかを、各患者の実際の電子カルテを人間が確認して算出します。

　ある疾患の患者グループを抽出するには、病名だけでなく他の項目の条件もあわせて指定しますので、どの条件式あるいは抽出ルール、または機械学習方式なら精度よく患者グループを抽出することができるかをみつけ出すことをEHR phenotypingといいます。

実際の解析時には完全匿名化するため電子カルテに戻って確認することはできませんので、これらは事前にデータベースの特性を把握したり、抽出条件を確立する目的で行ないます。これらとは別に、最初に標準化の項で述べた「医療情報DBに入るデータの範囲」による影響がどの程度なのか、という評価も含まれます。

「生きている」データベース

電子カルテ由来の医療情報DBは、月次で提出することで固定化されるレセプトやDPCとは異なり、日々「生きている」データベースです。そのことによる課題もあります。

まず、間違ったデータは後日、削除や修正を行なうことがあります。とくに、数日以内のデータでよく修正が起こります。かなり以前のデータでも、例えば同じ患者に複数のIDがついていた場合に、ID統合処理の結果、IDとデータの関係が変わることもありえます。こういったことにより、一連の解析作業の途中でデータが変わるということが起こりえますので、必要なデータはあらかじめ一括抽出しておくなどの対処が必要です。

ほかの注意点としては、DBに登録される医薬品や検査などの種類が徐々に増えていきます。つまり、同じ対象期間でも、数カ月後に抽出したときには項目の種類が増えているということがあります。これは、すべての医薬品や、すべての検査を対象にする網羅的な解析では、モデル式に入る変数が変わることになりますので、結果が以前とは異なってしまいます。とくに、自動的に変数選択をするタイプの解析では注意が必要です。その場限りのシグナルを出す解析では、このことを理解していればそれでもかまいません。しかし、エビデンスを出す解析では、変数

候補がたとえ何千個何万個あっても、候補を固定化するステップを解析手順中に入れる必要があるでしょう。

人材育成と資格化の可能性

　データ解析などの利活用ができる人材が足りないということをよく聞きます。人材を育成する必要があるという話は政府の検討会などでも以前から出ているテーマですし、取り組んでいる機関もさまざまありますが、全体としては決して十分とはいえない状況です。とくに医療情報の解析の場合は、患者のプライバシー情報を扱うので、解析技術をもっていればそれでよいということではありません。どのような匿名化をどこまで行なうのか、どのような環境下と作業フローで解析を行なうのが適切か、という技術力をもって倫理と現実の両立ができる高レベルな人材が必要です。そして、そのような人材がデータを取り扱っていることと、実際にどのような利活用を行なっているのかを透明化することにより、患者をはじめとする一般の多くの人たちに安心感をもってもらうことで、大手を振って利活用を活発化させることができます。

　そのためのひとつの方法として、医療情報を医療施設外で取り扱うための資格のようなものがあるとよいのではないか、という声が出てきました。職能資格制度にした際の具体的なメリットとしては、実患者データの取り扱い教育が十分にできる、外部に信頼感をもってもらえる、キャリアパスとなる可能性などが考えられます。実際に利用するデータや利用の方法に合わせて、手軽に受講できるe-learning講習などでよいものや、実務経験に加えて厳しい試験と試問による全国数十人程度のトップレベルの資格まで、さまざまな等級や形態が考えられます。この点については、今後議論を進めていくべき事項になるでしょう。

第9章
医療情報の利活用と公的統計調査の調査票情報

医療情報と統計情報

　公的統計の二次利用は、厚生労働省の「レセプト情報等の提供に関する有識者会議」でレセプト情報やDPCデータベースの情報提供について検討する際の先行事例として検討されたように、統計情報の調査票情報の利用・提供の仕組みや現状について考えていくことは、本書のテーマである医療情報の利活用と個人情報保護に関する検討のためにも有益であると考えられます。

　国などの公的機関が行なっている統計には、厚生労働省が行なっている人口動態統計、医療施設調査、患者調査、受療行動調査、医師・歯科医師・薬剤師調査などがあり、これらの調査では医療と密接に関連した情報が得られます（P.114 表1）。このため、調査票情報の二次利用が個人情報の保護を図りつつ推進されることは、医療情報の利活用を図るうえでも極めて意義深いものです。

　一方、統計情報は、本来は統計のために得られたデータであり、特別の定めがある場合を除き、統計調査を行なった目的以外に調査票情報を利用したり、提供を行なってはならないとされています。統計法に定め

調査の名称	調査内容
人口動態調査	出生、死亡、死産、婚姻及び離婚の状況について、性・年齢・地域別などに把握。出生、死亡、死産、婚姻及び離婚の人口動態事象と職業及び産業との関連を把握
医療施設調査	全国の病院・一般診療所・歯科診療所の分布及び診療機能の実態などについて把握
患者調査	調査日に医療機関で診療を受けた患者数、傷病名及び診療費の支払方法などについて把握
受療行動調査	医療施設を利用する患者の受療の状況、受けた医療に対する満足度及び医療に対する認識や行動について把握
病院報告	全国の病院、療養病床を有する診療所における患者の利用状況及び病院の従事者の状況を把握
衛生行政報告例	各都道府県・指定都市・中核市における健康政策・保健医療・生活衛生・薬事・母体保護関係などの行政実績を把握
地域保健・健康増進事業報告	地域住民の健康の保持及び増進を目的とした保健事業の実績を実施主体毎に把握
医師・歯科医師・薬剤師調査	全国の医師・歯科医師・薬剤師の就業の状況や分布などを把握
国民生活基礎調査	保健、医療、福祉、年金、所得など国民生活の基礎的な事項について、世帯面から総合的に把握
21世紀出生児縦断調査	21世紀初年に生まれた子及び2010年に生まれた子の成長・発達の過程を長期にわたって継続的に把握

厚生労働省「厚生労働統計のあらまし2013」より一部引用

表1 医療と密接な関係をもつ統計調査の例

るデータ利用や提供のための仕組みは、平成19（2007）年の統計法の改正後に大きく整備が進みました。そこで本章では、統計調査情報の利活用について概説します。

平成19年の統計法の改正について

　旧統計法は、昭和22年3月26日に公布、同年5月1日に施行された法律です。旧統計法の第1条で、「統計の真実性を確保し、統計調査の重複を除き、統計の体系を整備し、及び統計制度の改善発達を図ること」を目的と規定しており、正確な統計を作成し、統計制度をどのように構築していくかという部分に重点が置かれています。同法の制定後に何回か改正が行なわれましたが、基本的な内容はほとんど変わりませんでした（P.116 表2）。

　その後の社会情勢の変化を受け、統計制度の見直しに向けた機運が高まるなか、平成16年11月に経済社会統計整備推進委員会が内閣府に設置され、平成17年6月に報告書「政府統計の構造改革に向けて」が取りまとめられました。同報告では、創設以来60年近くを経た統計法は産業構造や調査環境の変化、統計情報の多様で高度な利用へのニーズの高まり、統計作成に係る各種リソースの制約などに直面し、経済社会の実態を十分的確に反映したデータを提供できるものになっていないという認識を示しました。

　さらに、統計制度改革検討委員会は平成18年6月「統計制度改革検討委員会報告」をまとめ、「行政のための統計」から「社会の情報基盤としての統計」への転換を図り、公的機関が作成する調査統計・業務統計・加工統計をすべて対象とする法制度を整備、公的統計の基本原則を明確化、分散型統計機構の弊害を克服し得る司令塔の確立などともに、統計

旧統計法（昭和22年法律第18号）	現行統計法（平成19年法律第53号）
第1条　この法律は、統計の真実性を確保し、統計調査の重複を除き、統計の体系を整備し、及び統計制度の改善発達を図ることを目的とする。	第1条　この法律は、公的統計が国民にとって合理的な意思決定を行うための基盤となる重要な情報であることにかんがみ、公的統計の作成及び提供に関し基本となる事項を定めることにより、公的統計の体系的かつ効率的な整備及びその有用性の確保を図り、もって国民経済の健全な発展及び国民生活の向上に寄与することを目的とする。

表2　新旧統計法の目的

データの二次的利用の促進、統計調査の民間委託に対応した規律の整備の必要性を提言しました。ときを同じくして、総務省でも統計データの二次的な利用の促進、統計調査事務の民間委託の推進、その他統計法制上の課題について法制的な観点から専門的な検討を行なうことを目的とした「統計法制度に関する研究会」が設置され、平成18年6月の同研究会報告書には、統計データの利用促進のための手続きの簡素化やオーダメード集計の実施、匿名標本データの作成・提供などの制度化が提言されました。これらの議論は、平成19年に統計法の改正が行なわれた際に、公的統計の体系的かつ効率的な整備およびその有用性の向上を図るため、公的統計の整備に関する基本的な計画を策定すること、統計データの二次利用を促進することなどの規定にもつながりました。

　改正統計法では、公的統計の体系的・計画的整備、統計データの利用促進と秘密の保護、統計調査の対象者の秘密保護の強化などが柱となりました。公的統計の体系的・計画的整備に関しては、公的統計の整備に

関する施策の総合的かつ計画的な推進を図るため、基本的な計画を策定、統計調査によらない統計を含め、作成方法に関する規律を整備し、公的統計をその体系の根幹を成す基幹統計とそれ以外の統計に区分して規律を整備するなどにより公的統計の体系的・計画的整備が図られました。統計データの利用促進と秘密の保護のために、調査票情報の二次利用ができる場合を明記するとともに委託に応じた集計による統計の提供や、匿名性の確保措置を講じた統計データの利用に関する規定が整備され、統計調査によって集められた調査票情報などの適正管理義務や秘密の漏洩の禁止が定められています。

統計調査データの利用の仕組み

調査票データの提供には、オーダメード集計（統計法第34条）、匿名データの提供（同第36条）、個票情報の提供（同第33条）の3つの類型があります（詳細については、総務省「公的統計調査の調査票情報等の学術研究等への活用」について http://www.soumu.go.jp/toukei_toukatsu/index/seido/2jiriyou.htm を参照）。

（1）オーダメード集計

オーダメード集計とは、調査実施機関などが申出者からの委託を受けて、既存の統計調査で得られた調査票データを用いて、調査実施機関がデータ集計を行ない、「集計表」が提供されるものです。平成26年度中に、国の行政機関では8府省から26の統計に関して239件に提供が行なわれています。

例えば、独立行政法人 統計センターにオーダメード集計を申し出る場合、データ提供にかかる期間は、利用相談で統計表の仕様を確定する

のに1カ月、データ提供まで2カ月程度であり、集計の工数に応じた実費の手数料が必要となります（詳細については、委託による統計の作成等利用の手引 http://www.nstac.go.jp/services/2ji/order_tebiki.pdf を参照）。

（2）匿名データの提供

匿名データの提供とは、統計調査から得られた調査票データについて調査対象が特定されないように処理を行ない、利用申出者に対して「匿名化されたデータ」が貸与されるものです。この匿名化にあたっては、単に氏名や生年月日などの情報を削除するだけでなく、地域区分やさまざまな属性に関する詳細な分類区分を統合して情報を粗くしたり、特異なデータを削除する処理などを施すことで、間接的にも調査客体が特定されないようになっています。

匿名データの提供実績は、平成26年度中に国の行政機関では総務省および厚生労働省から計7調査、41件でした。独立行政法人統計センターに利用申出を行なった場合は、申出から1カ月で提供を受けることができますが、利用終了後は統計センターへの返却と、内容の公表と利用実績を報告することが求められていて、1ファイルについて定められた手数料がかかります（詳細については、独立行政法人統計センター 匿名データ利用の手引 http://www.nstac.go.jp/services/2ji/tokumei_tebiki.pdf を参照）。

（3）調査票情報の提供

統計法第33条第1号には、行政機関などが統計の作成または統計を作成するための調査に係る名簿の作成のために行なうもの、同第2号では、統計の作成などと同等の公益性を有するものとして総務省令（統計

法施行規則）で定める行政機関などが統計の作成にあたって委託を行なうもの、実施に要する費用の全部または一部が公的機関が公募の方法によって補助する調査研究に関するもの、行政機関の長などが特別な事由（政策の企画立案など）で行なうものについては、調査票情報の提供を受けることが可能とされています。

　調査票情報の提供に関しては、総務省が「統計法第33条の運用に関するガイドライン」を定めています。公的機関からの公募による方法での補助を受けて行なう調査として、文部科学省科学研究費補助金、厚生労働科学研究費補助金などを例示しているほか、これらの補助を受けていることを示す文書の写しや研究概要を求める具体的な手続きが定められています。なお、調査票情報の提供については、省庁ごとに案内窓口があり、それぞれの窓口を通じて申請を行ないます（http://www.soumu.go.jp/toukei_toukatsu/index/seido/anke-to.htm）。

　平成26年度中の調査票情報提供実績をみると、108の調査に関して提供が行なわれ、うち行政機関などが統計の作成など、または統計を作成するための調査に係る名簿の作成のために行なう33条第1号関係で2,437件、統計の作成などと同等の公益性を有するものとして定められた、委託、調査研究、特別な事由によるものが281件でした。調査票情報の提供数が最も多いのは厚生労働省関係の32調査で、調査研究のためのデータ提供は263件のうち138件と半数以上を占めていました（P.121 表3）。

統計調査情報の利用促進にむけて

　現行の統計法では、調査票情報の提供についての位置づけが明確化されるとともに、提供のための基準や具体的な手続きが整備され、公的機

関が作成する統計の利用促進が図られてきました。関係者の尽力に敬意を表します。しかしながら、調査票情報の利用にあたっては、事前相談に相当の時間がかかる場合があることや、研究費の交付決定と事前相談開始のタイミングとの関係で、研究利用可能な期間が十分に確保できないといった課題が研究者から指摘されています。医療情報の利活用とデータの適正管理との関係のなかで、より一層の統計調査情報の利用促進が期待されます。

第 9 章　医療情報の利活用と公的統計調査の調査票情報

区分	対象調査数	33条第1号関係			33条第2号関係			
			統計の作成	名簿作成		公的機関(1号)	調査研究(2号)	特別な事由(3号)
内閣府	4	1	1	0	3	0	3	0
総務省	13	399	271	128	51	0	51	0
財務省	2	13	12	1	5	0	5	0
文部科学省	5	218	218	0	3	0	3	0
厚生労働省	32	1,286	1,281	5	152	10	138	4
農林水産省	16	40	34	6	3	0	3	0
経済産業省	17	335	317	18	52	0	52	0
国土交通省	17	140	140	0	12	1	8	3
環境省	2	5	5	0	0	0	0	0
合　計	108	2,437	2,279	158	281	11	263	7
提供先内訳								
国		165	150	15	8	0	8	0
地方公共団体		2,141	2,002	139	0	0	0	0
大学		58	58	0	204	6	194	4
独立行政法人、その他		73	69	4	69	5	61	3

注）平成26年度中に利用を開始したものの件数であり、25年度以前から継続して利用しているものは含まない。

出典　総務省．平成26年度 統計法施行状況報告

表 3　平成 26 年度 統計法 33 条に基づく調査票情報提供実績

付録 – Panel Discussion

医療情報の利活用と個人情報保護に向けて

■座長
小池 創一　[東京大学大学院医学系研究科 医療経営政策学講座 特任教授]

■パネリスト（50音順）
樋口 範雄　[東京大学法科大学院 教授]
松田 晋哉　[産業医科大学医学部 公衆衛生学講座 教授]
康永 秀生　[東京大学大学院医学系研究科 公共健康医学専攻 臨床疫学・経済学 教授]
山口 育子　[NPO法人 ささえあい医療人権センター COML 理事長]
山本 隆一　[東京大学大学院医学系研究科 医療経営政策学講座 特任准教授]

■コメンテーター（50音順）
大島 一博　[厚生労働省保険局 総務課長]
Niall Brennan　[米国保健福祉省 メディケア・メディケイドサービスセンター 最高データ責任者]

※「医療情報の利活用と個人情報保護シンポジウム」（平成27年1月17日, 東京）で行なわれたパネルディスカッションの内容を収載しています。
※ 本パネルディスカッション抄録のうち、Niall Brennan氏の発言は英語で行なわれています。翻訳については、医療経営政策学講座の責任で行なったものです。

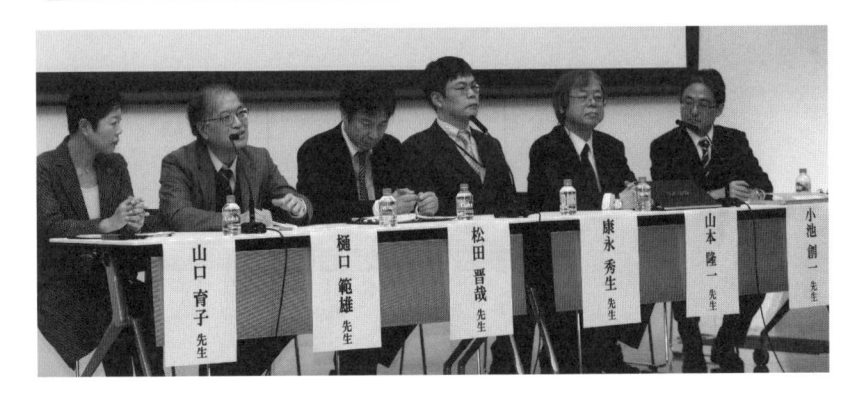

エビデンスを伝える力を育てる

座長 小池(以下、座長) これよりパネルディスカッションを開始いたします。大島さんとブレナンさんにもコメンテーターとして壇上にお上がりいただき、コメントをいただきたいと思います。まずはパネリストのみなさんから、補足の発言などはありますでしょうか？

松田 康永先生のプレゼンテーションで（第4章）、エビデンス基盤をどのようにつくるかについて、アカデミアの役割が重要であるというお話がありました。エビデンスをつくる人も非常に重要ですが、エビデンスを社会に還元していくジャーナリストや、政策に携わっている都道府県の職員の情報活用力、つくってきたエビデンスを政策に反映する力を育てることも重要だと思います。私は、日本はそういう研修体制や教育体制が弱いと感じています。東京大学では、そういったことに対する試みを何かされていますか？

康永 東京大学では、アカデミアを育てるのはもちろんのこと、エビデンスをアカデミアの言葉ではなく、一般にもわかる言葉で翻訳して伝えられる担い手を育てることの重要性も共通の認識としてもつようになりました。私が所属している東京大学の公衆衛生大学院では、医療従事者だけでなく、経済のバックグラウンドや社会学系のバックグラウンドをもった人、あるいはメディア関係者などが大学院の学生として来ており、医療や公衆衛生について学びつつ、医療コミュニケーションを重視した教育を専門の先生から受けています。東京大学ではそのような試みを、ようやく始めたところです。

　ほかの動きとしては、東京大学の生物統計学の教授である大橋靖雄先生が、NPO法人 日本メディカルライター協会を中心的な立場でお

つくりになり、メディカルライティング、つまり医療のエビデンスを情報発信していく担い手を育てていこうとしています。こういった動きは今後さらに広まっていくと考えています。

インフォームドコンセントのアメリカの失敗

山口 樋口教授のお話のなかで（第6章）、話したいけれど今日は（時間に余裕がないので）我慢しますとおっしゃっていた「インフォームドコンセントのアメリカの失敗」というのが非常に気になっています。補足でお話しいただけないでしょうか？

樋口 あまり勿体ぶって扱うほどの内容でもないのですが、簡単にお話いたします。インフォームドコンセントは日本語として一般的に使用されるようになりましたが、もともとはアメリカで使われ始めた言葉です。インフォームドコンセントの基本的な考え方については、みなさん賛成していると思います。臨床や研究などの場で、自分が何かを受けるときにそれについてちゃんとした情報を与えてもらい、納得したうえで手術を受けたり、研究に参加しています。

では、どういう意味で失敗なのかというと、アメリカは日本以上に実証研究が盛んな国です。患者さんや医師にアンケート調査を行なった結果、インフォームドコンセントが形式的に「書式にサインを求められるだけ」になっていることがわかりました。このことは、数々の論文でも引用されています。アメリカだけでなく、日本もそうなっていると思います。本来は情報を与えられて理解したうえでサインするものですが、実際はサインする側がよくわかっていない場合が多くあります。あまり理解できていない状態で、サインしてしまう

人が相当数いるのです。

　医療は専門性が高いので、理解できなくてもやむを得ない場合もあります。患者さんは医学部を出ているわけではないので、医療者がわかりやすく伝える努力をしても理解できないことはあるでしょう。がんと宣告されて、ショックのあまり頭が空っぽになった状態でいろいろな説明を受けても覚えていられませんし、正しく理解できなくても仕方ありません。あとになって医師がいくら説明したといっても、本人は覚えていないのです。では、すべてICレコーダで録音しておくかというと、そういう雰囲気や環境でもありませんし、はたして録音するのがよいことなのかという問題もあります。

　インフォームドコンセントがアメリカの医療界で広まったのは、もちろんプラスの面もありますが、完璧にそれがよいことだったとはいえないと私は思います。アメリカのような訴訟社会ではインフォームドコンセントをやっておかないと訴えられるんじゃないか、という誤解があります。しかし、アメリカではインフォームドコンセント違反で訴えてもまず勝てません。いろいろな誤解が積み重なっており、情報伝達をどのようにするのかが大きな課題として残っています。本人がどういう治療を受けたいか、被験者としてどういう研究に参加したいかを確かめる方法は、インフォームドコンセントだけで解決はしません。そういった不都合な現状があるのです。

医療情報は誰の情報か？

樋口　アメリカから来ていただいたブレナンさんに2つ質問いたします。山口さんが、「個人情報は自分の情報」だとおっしゃってい

す。では、医療情報はどこまでが自分の情報なのでしょうか？　カルテは医師が書いていますので、カルテに書かれている内容は医師や病院の情報になると考える人もいます。アメリカにおけるメディカルインフォメーションは、いったい誰の情報なのでしょうか？　愚問だと思いますが、ブレナンさんにうかがいたいと思います。

　2つめは、ブレナンさんの報告のなかで、アメリカでは医師がどういう治療を行なっているかのデータが開示されている例で、医師の名前がスライドに出ていました。これは日本ではなかなか難しいことです。それこそ、まさに医師の個人情報です。医療情報は誰のものなのかという先ほどの質問と組み合わせて、お答えいただけますでしょうか？

ブレナン　ご質問をありがとうございます。まずお伝えしておきたいのが、どんな質問であっても愚問ではありません。これは私の尊敬する先生が、いつもおっしゃっていた言葉です。

　医療情報は誰のものなのかという質問についてですが、カルテの情報は医師と患者さん、両方のものだと思います。書類やデータをつくるのは医療者ですが、その内容は患者さんからもたらされたものです。問題なのは、その情報に患者さんがアクセスできないことです。アクセスできたとしても、情報に圧倒されてしまうだけで、そこに書かれている情報を患者さんがきちんと理解できないのが問題であると思います。

　それから2つめの医師に関する情報開示についての質問ですが、1978年のフロリダの訴訟で、判事が医師の個人的な利益のほうが、データを利用できるようにすることの公衆の利益より重要であるという判決を下しました。つまり、CMSは個々の医師を特定できるよ

うな医師レベルのデータを、いっさい公開できないことになりました。そして2013年にフロリダの判事が、一般大衆の利益は医師個人のプライバシー上の利益を上回るとしました。

2013年時点の医療システムは1978年より大きく変わっています。アカウンタブル・ケア、バリューベースヘルスケアというものに変わり、医師に関する情報を一般の人に開示する必要があるとしたわけです。1978年はそうではなかったかもしれないけれど、現在は開示する必要があるといったわけです。

データ管理のコストとメリット

康永 せっかくの機会ですので、私もブレナンさんにご質問したいと思います。私の質問は、実務的なことです。まずCMSでデータを収集・管理し、それから利用者に提供する、それには莫大なコストがかかるものだと思います。このコストは誰が負担しているのでしょうか？ 税金と利用者による負担が考えられますが、それはどういった割合になっているのでしょうか？

もうひとつは、データは病院やクリニックなどの医療機関が提供していますが、データを提供している病院やクリニックにとって何かメリットがあるシステムになっているのでしょうか？ それとも、これはクレームデータなのでデータを提供することは必須となっていて、特段メリットはないということでしょうか？

ブレナン 後半の質問からお答えします。もし医療機関がデータを出さなければ保険の支払いをされないことになりますので、ひとつの大きなインセンティブになります。つまり、データを出して請求をす

ること自体が大きなメリットになります。講演のなかでもお話したように（第2章）、病院に対してフィードバックをすることもありますが、それほど多くやっているわけではありません。

　前半のコストに関する質問ですが、具体的な金額の資料を用意していないので今日は詳細にお答えできませんが、インフラをキープするためのコストだけでも相当なお金がかかっていることは確かです。そのコストの多くは、税金から支払われます。

　たとえデータの提供先が少なかったとしても、データを集め続ける必要があります。病院やいろいろな医療提供者からデータを集めてきて、格納して、そして内部解析し、監査証跡（audit trail）やリカバ

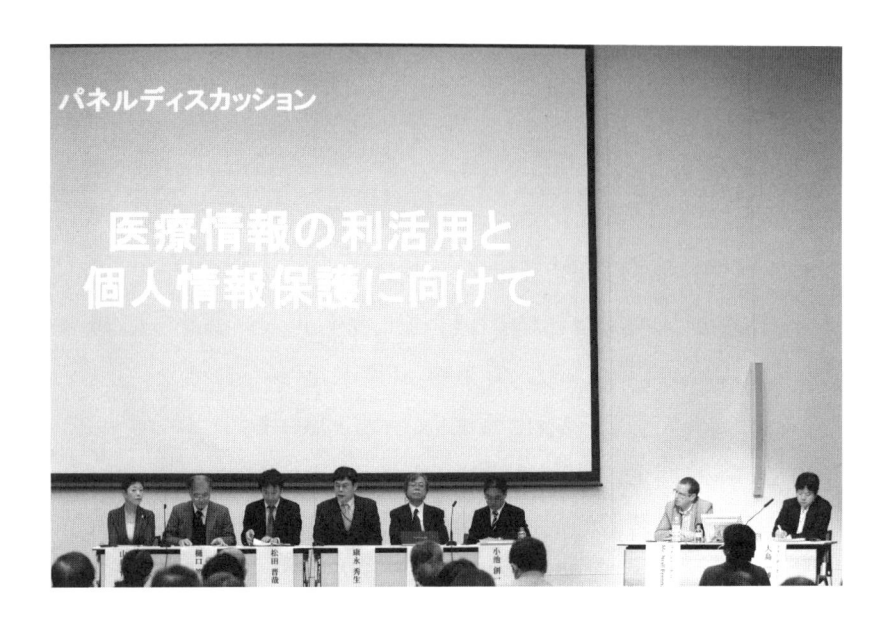

リのコストを考えると、10マイルレースとでもいいましょうか、そのうちの最後の4分の1マイルだけは利用料として徴収できるけれども、それ以外のところは税金でカバーしなくてはいけません。データの収集だけでなく、維持や管理にはコストがかかりますので、私たちが（国民の税金で）コストを被る部分が多くあるのです。

　多くの人が、税金を使って運用しているのにデータの利用料金が高すぎるといいます。税金を払っているのだから、利用料を払う必要はないのではないか？　という声もよく聞かれます。利用料金は、1年に4万ドルです。以前は何十万ドルもかかったのですが、1年あたり4万ドルに下げました。私どもからすれば、よくここまで値下げできたと胸を張りたいところですが、払っている側からみるとまだまだ高いようで、「4万ドルですか！　そんなに払うんですか！」といわれてしまいます。こちらとしては、ものすごく値下げして、とてもよくやったと思っても、必ずしもそれに同意してくれるわけではないというのが現実です。

遺伝情報の扱いについて

山本　私は個人情報保護法の改正を考えるメンバーの一人で、医療セクターから出ているのは私だけです。樋口先生がいわれたように、適切な利用はより簡単に、一方で不適切な利用は絶対に起こさないことが、みなさんが考えている大きなポリシーだと思います。

　最大の悩みは、遺伝関係の情報をどう扱うかということです。例えば、外見上わかる遺伝が明らかに類推されるような変化もあるわけですが、そういった場合、個人情報保護法は個人情報の持ち主だけが本

人で、それ以外は第三者になるのか、ということです。情報を集める人は第二者であり、子や孫は第三者になってしまいます。そういう遺伝素因の影響を受ける人たちが、第三者になってしまうのです。

　ところが、何か問題が起こったときに、当然ながらその人たちに被害が及ぶ可能性があります。いま検討している個人情報保護法で、本当に医療情報の不適切な利用が守れるのか疑問があります。本人でない人の権利を守る仕組みが、今の法律には書き込めない恐れがあるからです。アメリカにはGINAという遺伝子情報差別禁止法がありますが、そのような別の枠組みを積極的に考えないといけないのではないかと常に感じています。このことに関して、樋口先生とブレナンさんのお考えをうかがいたいのですが、いかがでしょうか？

樋口　難しい問題ですが、今日のテーマを考えながらお答えしようと思います。今回のテーマは、「個人情報の利活用と個人情報保護」ではなく「医療情報の利活用と個人情報保護」です。「個人情報」ではなく、「医療情報」なのです。

　病院でのプライバシー保護や個人情報が流出してしまう事例について山口さんが紹介してくださいましたが（第7章）、それは明確に個人が特定されてしまう重大な問題でした。一方、ビッグデータを活用することで何か新しい方策がみえてきて、研究の方向性が示されたり、新しい薬ができるかもしれないという話は、個人の名前は全く必要のない匿名化した情報です。個人情報ではないものをデータとして集めて全体として眺めると思いがけず何かがみえてくる、それは研究者の才能や運によるものかもしれませんが、そういうことを促進したいという話と個人が特定される情報の話は、別に考える必要があると思います。

そこで山本先生に逆にお聞きしたいのが、「匿名化」がどれだけ信用できるのか、ということです。データの解析システムが進んでいて、山本先生のプレゼンテーションでは（第3章）、レセプトの情報は日本では二重に暗号化されているというご説明でした。ハッシュ化を二重にして、個人が特定される情報には戻らない。理屈ではそうでありながら、絶対にそうとはいえないというお話もされていました。そうなるとすべてが個人情報になり、先ほどいったような二分法はできなくなります。

　情報の元は個人かもしれませんが、それらを集めたビッグデータを社会のために利用できるようにする、これこそ共有財産です。この話と個人の情報を本当に守るためにどういう方策をとるかは別の問題として考えなくてはいけません。厳密にはDe-identification（匿名化）できない話と、現実的な部分は区別しないといけないと思っているのですが、山本先生はどうお考えになりますか？

　遺伝関係の情報は、個人情報といえません。山本先生がお話されたように家族間にも影響がありますから、匿名化された話ではなく、「準個人情報」に当たります。その人だけではなく、子どもにも影響があるかもしれない話なので、個人の情報として守ることに準じて考えないといけません。昨今、自分で遺伝子検査をやりたいという人が増えていますので、それをどう考えるべきかは重要な課題です。「23andMe」（トゥエンティ・スリー・アンド・ミー）などの遺伝子解析サービスがありますが、それはアメリカでも宿題になっているのです。

　法科大学院の学生に、遺伝子解析サービスを利用してみたいかどうか質問しました。あるところの費用は2万9,800円でしたが、さすが

にそれは高すぎます。しかし、1,000円～3,000円くらいの手頃な価格で、唾液など送るだけで済むとしたら、学生の約8割が受けてみたいと答えました。その結果、みんなが幸せになれればよいのですが、本当にそうなるのかどうかを考える必要があると思います。

　ただし、やれることだけはやったほうがいいと思っています。山本先生からご説明があったように、アメリカでは2008年に遺伝情報による差別を禁止する法律（GINA）が連邦法でできました。どこで差別が起きているかというと、アメリカでは自分で保険に入りますので、病気になりやすい遺伝情報をもっている人はリスクが高いので、保険会社が逆選別して保険に入れない人が出てきます。しかも、まだはっきりしていない情報をもとに差別されることもあり、そういうことは論外なので、こうした法律が必要になったわけです。

　もうひとつは、雇用です。雇われるときに遺伝情報を提供して、あと10年くらいで何か発病の恐れがあるとしたら、いろいろな負担が出てきますから雇うほうも躊躇します。それによって差別するということは十分にありうるので、雇用と保険に関しては情報を提供しない、差別してはいけないという法律をつくったのです。これはアメリカだけの話ではありません。それを差別と呼ぶかどうかという議論もありますが、いまの状況では、差別と呼んでよいと思っています。障害者差別につながる話でもあります。みなさんも賛成してくださるのなら、日本で法律をつくるのもありだと思っています。

ブレナン　樋口先生にとても情熱的にお答えいただいたので、それ以上に付け加えることはありませんが、遺伝学、ゲノミクスというのは非常に複雑なエリアです。ですから、注意深くアプローチする必要があると思っています。

山本 樋口先生の質問にお答えします。もちろん非常に単純なデータであれば、完全な匿名化は可能です。例えば、ヘモグロビンA1cの値とある人のIDを結びつけるというようなことなら、完全に匿名化できると思います。しかし、データが複雑になればなるほど、完全な匿名化は難しくなります。その理由は、医療や健康に関わる情報をプライバシーの問題として他の人に知られては困る対象相手は、実は近しい人が多いからです。家族や職場の同僚は、本人に関するいろいろな情報をもっていることを想定しないといけません。

　例えば、ある人が10年間で医療機関を受診した日を全部知っている場合、受診した月を全部並べるだけで誰のデータかわかる可能性があります。　したがって、そういう意味では複雑な情報になると完全

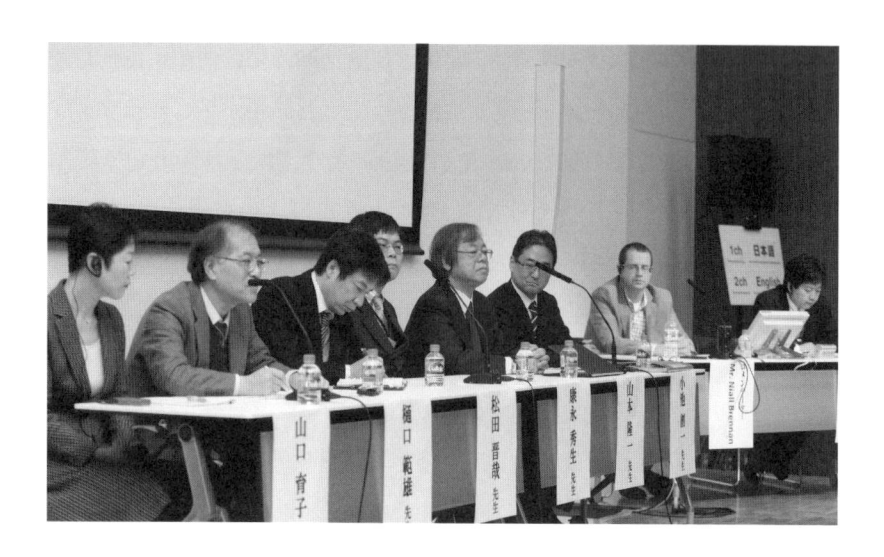

な匿名化は極めて難しいといえます。かといって、データを使えないわけではなく、そのことを想定したうえで適切な利用であれば、康永先生や松田先生のご研究のように、情報を統計学的に処理して有意義な結果を得ることに何の問題もないわけですから、このような場合は本人が特定される情報であっても問題はないと思います。

　適切な利用は促進されるべきで、もっと簡単に利用できるべきだと思います。一方、明らかに悪意をもった利用は絶対に防がないといけません。この2つを両立させるには、善意の人が情報をもった状態から悪意をもっている人に情報が渡らないようにするしかありません。そうすると、各々で情報をきちんと安全管理するか、安全に管理する部屋や装置を兼ね備えたオンサイトリサーチセンターをもっと充実させるなどして、安心して適切な情報の利用ができる環境を整備することが必要になるのではないかと思います。

ブレナン　データセンターをつくって集約化するのは、よい方策だと思います。そこでまず考えたいのは、リスクをできるだけ避けるということです。いちど匿名化したものから、個人が特定されないようにしなければいけません。

　リサーチャーとしては、データを使ってリサーチをしたいはずです。ほとんどのリサーチャーは悪意などなく、ただデータを使いたいだけです。データから個人を特定する気なんて毛頭ありませんが、これに対しても政策のなかでは使用許諾契約で確認するようにしています。どのような場合でも、データの匿名化を解くようなことはしないということを使用許諾契約に盛り込み、もしそれに反したことをすればデータにアクセスできなくなります。

医療情報の公的な利用と商業的な利用

座長 ほかにご意見はありますか？

松田 医療に関するビッグデータが使えるようになったことに関して、もう少し考えなくてはいけないことがあると思います。それは何かというと、公的な目的で使うためのデータ整備のしかたと、日本再興計画で示されているようなデータを使ったいろいろな事業を起こしていくこと、それらを切り分けて考えていく必要性についてです。

日本のヘルスポリシーや社会保障制度などを考えていくための公的な利用に関しては、データの活用をきちんと進めていかないといけません。医療政策や公衆衛生的な政策を進めていくうえで必要なものを明確にして、基本的なデータを構築して活用を進めながら、それとは別に再興計画にあるような経済活動への応用の議論をしないといけないと思います。ここを同時に議論してしまうと、いちばん重要である公的な利用が進まなくなってしまうので、まず議論の整理が必要なのです。

ブレナン それは重要なポイントです。状況的にありうるのは、公共なものと私的なものが重なってしまう場合です。リサーチでは、主にアカデミックな場でデータが使われています。CMSのデータを使う場合は、商業的な目的に使ってはいけない、利益を得てはいけないことを明確にしてきました。最近は、そのようなアプローチも制限すべきとの意見があります。

例えば、リサーチのためにデータを提供し、リサーチャーがツールを使ってデータを解析したところ、医療の経費を30億ドル減らせる、すなわち1％削減できることがわかったとします。また、そのツール

が有益なので、商業化してリサーチャーがビジネスとして販売するとします。そのツールを使っても個人のIDはわからないようにしてあり、最終的に非常に革新的な変化が医療にもたらされ、医療費が減ることにれば、これはとても興味深いポイントだと思いますので、どのように対処していくべきかを考えていかないといけないと思っています。

医療情報の利活用と個人情報保護に必要なもの

座長 それでは最後に、パネリストのみなさんに「医療情報の利活用と個人情報の保護」について、何がいちばん必要なのかコメントをいただきたいと思います。

山口 「個人情報」と「医療情報」の関係や、医療情報は「公的な利用」と「経済に関係する利用」があることなど、そのあたりの発想が一般には広まっていないように感じます。きちんと分けて情報を考えられるようになれば、利活用をもっと前向きに進めていくことができるのではないか、そこがポイントになる気がしました。

　また、先ほど遺伝に関する話が出ましたが、今後10年で、妊婦さんの血液を採取して胎児の遺伝情報が詳細にわかるようになるという話を、遺伝の専門家から聞きました。そうなると、妊娠して子どもに障害や病気があると医師から言われたときに、はたして若い人たちがその事実としっかり向き合うことができるでしょうか？　ヘルスリテラシーを高める教育を、子どものときからもっと行なうことが必要だと感じています。一般の人でも理解できるような情報提供のあり方が、ますます重要になってくることを今回改めて認識しました。

樋口 今回のテーマである「医療情報の利活用」を考えたとき、「何のために？」という話が必ず出てきます。しかし、一方で「個人情報保護」になると「何のために？」というのが忘れられて、保護自体が目的となる状況が問題であると思います。利活用も保護も、結局は何かのためのツールに過ぎないわけです。そこのところをきちんと押さえておかないと過剰反応が起こったり、法律が変わっても社会の状況がうまく適応できないのではないか、そのような気がします。

松田 私は、急速な高齢化で社会保障制度の将来にかなり危機感をもっています。高度高齢化社会では、従来のソーシャルキャピタルのあり方を変えないといけなくなるでしょう。そうすると、そのマクロレベルの適正配分をするための情報をきちんとつくって、そのうえでコンセンサスを得てやっていく必要があると思います。過去2回の国政選挙で、社会保障の問題が非常に重要なのに全然議論がされないという現状に危機感を覚えました。そのような状況を踏まえて、データに基づいてコンセンサスをきちんとつくっていくためにも、医療関係、介護関係の利活用をきちんとやっていくべきだと考えています。

康永 私はデータを利用させていただいて、そこでエビデンスを生むという役割であり、いかにデータというのが潜在的に大きな力をもっているのか、医学・医療の発展にどれくらい寄与するのか、もっといえば世の中の人たちの安心で豊かな暮らしにどれだけ寄与できるかということを、実際にデータベース研究による実績を上げて、それでアピールしていかなければいけないと感じました。それと同時に、国民のみなさん、患者さんに、もっとわかりやすいかたちで伝えていかなければならないと思いました。

　研究計画書を書いて、政府に申請をして、全国の医療機関からデー

タをいただいて分析を行なっていますが、そのデータには原則個人情報は含まれていません。研究者の立場では、統計データをきっちり出すということに興味はあっても、患者さん個人のプライバシーに興味はありません。ただし、データをいじりながらときどき思うのは、個人情報がすべて削除されたデータとはいえ、データ項目をいくつか連結させると、これはひょっとして個人を特定できるのではないかと感じることがあります。山本先生がお話されたように、データがどこかに漏洩し、悪意をもった人がデータから個人を特定してしまうと、とんでもないことになるんだということを肌で実感するのです。そう

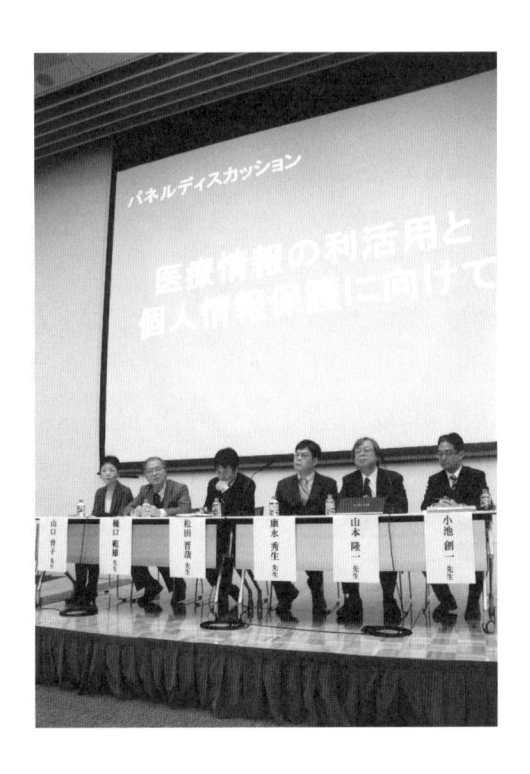

いった意味では、とても慎重にやらなければいけないということを常々感じています。

山本 NDBの利用申請は、1回目はとても多かったのですが、その後は利用が難しいデータベースだと知れ渡り、いったん申請のペースが落ちました。しかし、また少しずつ増えてきています。康永先生のお話にDPCデータの発表論文が増えているとありましたが、データが広く利用される現状に至るまでに数年の年月がかかりました。

　このような医療のビッグデータを利用するのは初めてであり、活用するには一定の学習期間が必要だと思います。なおかつ、それにトライする人が多くいないと、なかなかうまくできあがりません。現在、厚労省が集めているDPCデータは開示の方向にありますので、データ分析に興味があり、適切な利用を目指す方はどんどん申請してほしいと思います。入手に多少の面倒があっても、データ分析をたくさん行なって慣れていただきたいのです。そうやって新しい知見が出てくると思いますし、ぜひ積極的にトライしていただくようにお願いいたします。

座長 最後に、コメンテーターの大島さんとブレナンさんに、まとめの一言をお願いします。

大島 行政の一員として参加し、たいへん勉強になりました。行政政策のなかでは松田先生と目標が近いのですが、医療の質や効率化を考えたときに、予防や健康づくり、提供体制をどうするのかというのは、当面10年から20年ぐらいの医療政策の最大の課題といっていいと思います。そのときにデータを用いて数字で説明できれば、政策のあり方としては最も理想的ですので、勉強して活用していきたいと思います。

加えて、個人の医療情報の取扱いについて、最終的には「保護」と「利用」の完全な両立はないのかもしれませんが、矛盾をなるべく小さくするような科学的工夫と、国民から理解を求めること、そういうことをやっていく必要性を再認識しました。

ブレナン　まずは、パネリストのみなさんにお礼を申し上げます。たいへん興味深いプレゼンテーションでした。みなさんのお話や議論を聞いて、データへのアクセスに大きな宿題があること、しかしその問題解決に精力的に取り組んで近年は改善しつつあることがよくわかりました。また、新しいデータセットも出てくるというお話もありました。情報の活用と保護については難題が山積していますが、いちばん重要なのは、いかに利活用を進めて、それを周知していくかだと思います。ルールや法律を使うことによって、データを活用して社会のために役に立たせること、それと患者さんのプライバシーは守っていかなければならないこと、この点が私たちの大きな課題として、常に考えていかなければならないことだと思います。

おわりに

　本書は、2015年1月17日に東京都千代田区のイイノホールで開催された「医療情報の利活用と個人情報保護シンポジウム」を下敷きにしつつ、その後の新たな知見を加え、さらに、シンポジウムでは触れることがなかった電子カルテ医療情報の利活用とその課題や、統計情報の利活用に関する章を加えて、一冊の書籍としてまとめたものである。

　医学・医療の発展は、過去の経験の上にあり、個人情報を保護しつつ、いかにして情報の利活用を推進するかが、医学・医療の進歩を促進してゆくうえでは必須であり、情報の活用なくして医療の未来はないと考えられる。その一方で、個人情報およびプライバシーに関する社会的な関心も高まっており、個人情報を保護しつつ、いかにして情報の利活用を推進するかが喫緊の課題となっている。政府も「パーソナルデータの利活用に関する制度改正大綱」を公表し、2003年に成立した個人情報保護法の改正に取り組んできた。今年（2015年）の3月10日、国会に提出された「個人情報の保護に関する法律及び行政手続における特定の個人を識別するための番号の利用等に関する法律の一部を改正する法律案」は、同年5月21日に衆議院で可決された後、参議院での法案の修正を経て、9月3日に可決、成立した。

　改正法は、個人情報の保護を図りつつ、パーソナルデータの利活用を促進することによる新産業・新サービスの創出と国民の安全・安心の向上の実現およびマイナンバーの利用事務拡充のために所要の改正が行なわれ、個人情報の取り扱いの監視監督権限を有する第三者機関である個人情報保護委員会を特定個人情報保護委員会に改組して設置するほか、個人情報の定義を明確化、機微情報に関する規定の整備、第三者提供に係る確認及び記録の作成義務など、個人情報の保護の強化としてのトレーサビリティの確保、不正な利益を図る目的に

よる個人情報データベースなど提供罪の新設、利用目的の変更を可能とする規定の整備や匿名加工情報の扱いの明確化、取扱う個人情報が5,000人以下の小規模取扱事業者への対応についての新規規定がおかれた。また、特定個人情報（マイナンバー）の利用の推進に係る制度改正として、金融分野、医療分野などにおける利用範囲の拡充が図られた。

医療情報の利活用と個人情報保護についての議論を深めるうえで、行政、医学、法律学の研究者、患者支援団体など、さまざまな立場の関係者が一同に会して議論を行なうことは、医療情報の利活用と個人情報に関して一層の理解を深めるうえでは極めて意義深い。その意味で、2015年1月にシンポジウムを開催できたこと、さらに、「医療情報の利活用とプライバシー保護～二兎を追え」を大会テーマとして2015年11月に沖縄県宜野湾市で開催される第35回医療情報学連合大会（第16回医療情報学会学術大会）と時を同じくして本書が出版の運びとなったことは非常に感慨深いものであった。

本書は全9章によって成り立っている。第1章では、厚生労働省保険局総務課長大島一博氏から、我が国における「医療情報の活用と個人情報保護の動向」として診療情報の活用を促す契機となる動きであるレセプトや特定健診結果の電子化や、社会保障・税番号制度の導入が自治体間などでの情報連携をどのように変えうるか、個人番号カードの普及も含め、現状について触れていただいた。

第2章では、米国の状況を米国保健福祉省のCenters for Medicare & Medicaid Services（CMS）のチーフ・データ・オフィサーであるナイル・ブレナン氏から、米国における医療情報の利活用と個人情報保護の現状と課題について触れていただいた。CMSがLimited Data Set（LDS）やResearch Identifiable Files（RIFs）の提供を通じた取り組みや、CMS内部でのデータ利用を通じた取り組みなどもご紹介いただいた。

第3章では、本講座の山本隆一からNDBの利活用の促進の現状と

課題について、山本が座長を務める厚生労働省の「レセプト情報等の提供に関する有識者会議」の最新情報を交えて紹介を行なった。

第4章では、本講座の協力講座長の1人であり、前医療経営政策学講座講座長でもある康永秀生東京大学大学院医学系研究科臨床疫学・経済学講座教授から、DPCを利用した臨床疫学研究の現状をご紹介いただいた。日本の一般病床入院患者の約50％をカバーしているDPCデータベースを用いた臨床疫学・経済学分野における精力的な取り組みをわかりやすくご紹介いただくとともに、データベース基盤を元に、データ管理、研究デザイン、データ分析、結果をまとめ発信するという4本柱によって、エビデンスを生み出す力を生み出しているという最前線の研究についてご紹介いただいた。

第5章では、産業医科大学医学部公衆衛生学講座の松田晋哉教授から医療情報の分析からみえる地域医療とその将来像を、データを活用した地域医療・地域包括ケア計画についての試案とともに提示していただいた。いわゆる団塊の世代が75歳以上の後期高齢者となる2025年に向けた我が国の医療体制を考えるうえで鍵となる研究である。

第6章は東京大学法学部樋口範雄教授から日米における医療情報と個人情報保護の法的側面を豊富な実例を用いて提示していただいた。

第7章では、NPO法人ささえあい医療人権センター（COML）山口育子理事長から患者立場からみた医療情報として、近年の個人情報保護に関する意識の二極化にも触れながら、教育の必要性についても論じていただいた。

第8章・第9章では、医療情報の利活用と個人情報保護に密接に関わりがありながらもシンポジウムのなかでは取り上げ切れなかったことのうち、電子カルテ医療情報の利活用とその課題について、電子カルテ由来データベース（MID-NET）の紹介などを交えながら論じる（第8章）とともに、統計情報の二次利用の現状と課題について

概要(第9章)を紹介した。

　また、付録には、シンポジウムの総合討論の模様について紙上に再録した。読者の方々が興味と関心に応じて、どの章から読み進めていただいても理解できるように留意したつもりである。

　本書が無事出版の運びとなるうえでは、多くの方々のご協力をいただいた。なかでも、本講座の吉田真弓さんには、第35回医療情報学連合大会(第16回日本医療情報学会学術大会)の事務局長として学会準備に奔走しながら、本書に関しても、出版社、編集協力者、共著者の連絡調整にと、まさに八面六腑の活躍をしていただいた。吉田さんの働きがなければ、おそらくこの書籍がこのタイミングで世にでることはなかったであろう。また、編集協力をいただいたEDITEXの秋月由紀さん、辛智恵さんには、ときに専門的な内容となる本書の原稿を専門家にも、一般の方にもわかりやすく整理し、執筆者の方々を大いに助けていただいた。ここに深く謝意を表するものである。

　本書の出版を通じて、医療情報の利活用と個人情報保護に関する議論が一層深まり、よりよい医療提供体制の構築につながることを祈念している。

2015年10月

小池 創一

索引

アルファベット

ACO 41
CCW 32
CMS 29
De-identification 50
DPC 57, 69
DPC データ 57
DPC データ調査研究班 57
DUA 31
EHR phenotyping 110
FukHDAS 82
HIPAA 31
JCCVSD 48
LDS 31
MDC 71
MID-NET 104
NCD 48
NDB 15, 16, 47, 69
PMDA 104
QE 40
RIFs 31
VRDC 33

い

意識付け対策 21
医薬品医療機器総合機構 104
医療計画 78
医療情報化 87
医療情報データベース基盤整備事業 104
医療情報の二次利用 101
医療保険者 18

お

オーダメード集計 116
オーダメードデータセット 55
オープンデータ運動 33
オバマケア 41
オプト・アウト 98
オンサイトリサーチセンター 55

か

家族の同意 89
がん登録 47

き

基本データセット 55
行政手続における特定の個人を識別するための番号の利用等に関する法律 14

け

健康保険証 27
健保組合 26

こ

厚生労働省レセプト情報等の提供に関する有識者会議 52
高齢者の医療の確保に関する法律 53
個人情報の利用目的 97
個人情報保護 59, 87
個人番号カード 15

さ

サンプリングデータセット 55

し

社会保障法 30
循環器トライアルデータベース 48
情報化 13
情報の見える化 23
診断群分類法 57

た

ダッシュボード 34

ち

地域医療計画 69, 85
地域医療構想 69, 85

索　引

地域包括ケア計画　85
調査票　118

て

データウェアハウス　32
データセット　34
データのオープン化　56
データのクレンジング　18
データ品質　109
データヘルス　16, 20
電子化　14
電子カルテ　103

と

統計情報　113
統計調査　113
統計法　115, 118
統計法の目的　116
糖尿病　24
特定健診　13, 49
特定保健指導　13, 49
特性・妥当性検証　110
匿名化　48
匿名データ　118

な

ナショナルデータベース　16

に

日本先天性心臓血管外科手術データベース　48

は

バーチャルアクセス　33
ハッシュ化　48

ひ

ビッグデータ　47
標準化　106

ふ

福岡県保健医療介護総合データベース　82
プライバシー　95
プライバシー法　31
ブルーボタン　42

へ

ヘルス・インシュランス・マーケットプレイス　29

ほ

本人の同意　89

ま

マイナンバー　14
マイナンバー制度　15

め

メディケア　29
メディケイド　29

り

リサーチデータファイル　31
臨床研究データ　101

れ

レセプト　16, 49, 103
レセプト情報・特定健診等情報データベース　15, 47

わ

忘れられない権利　92
忘れられる権利　91

分担執筆者紹介（執筆順）

第1章 我が国における医療情報の活用と個人情報保護の動向

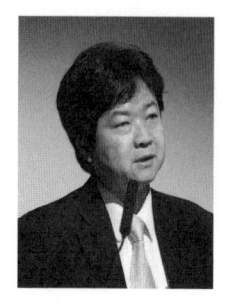

大島 一博（おおしま かずひろ）

厚生労働省保険局 総務課長

1987年に東京大学法学部を卒業。同年、厚生省に入省。社会福祉、廃棄物処理、健康増進などを担当した後、1995年から3年間北九州市役所で障害福祉などを担当。その後、厚生労働省で介護保険、医療保険などを担当し、内閣府・内閣官房に出向。2013年7月より現職。

第2章 米国における医療情報の利活用と個人情報保護の現状と課題

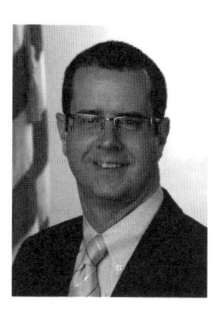

Niall Brennan（ナイル・ブレナン）

米国保健福祉省メディケア・メディケイド
サービスセンター 最高データ責任者

アイルランドのユニバーシティ・カレッジ・オブ・ダブリンを卒業後、米国ジョージタウン大学院で公共政策学の修士号を取得。会計事務所のプライスウォーターハウスクーパーズ、シンクタンクのアーバンインスティチュート、ブルッキングス研究所、米国議会のメディケア私室諮問委員会、米国議会の予算局などを経て現職。

分担執筆者紹介

第3章 NDB利活用の現状と課題

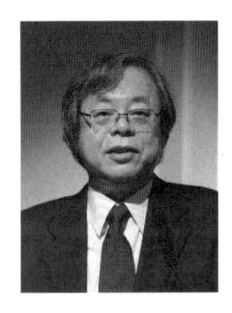

山本 隆一（やまもと りゅういち）

東京大学大学院医学系研究科医療経営政策学講座特任准教授（情報学環兼担）
一般財団法人医療情報システム開発センター（MEDIS）理事長

1979年大阪医科大学卒業。大阪医科大学第一内科研修医、聖路加国際病院病理科医員を経て1998年大阪医科大学病院医療情報部助教授、2003年東京大学大学院情報学環准教授、2013年より現職。
一般社団法人日本医療情報学会　会長・理事長（2007年～2010年）
内閣官房ＩＴ推進本部評価専門調査会医療評価委員会　座長（2009年～2010年）
厚生労働省レセプト情報等の提供に関する有識者会議　座長（2010年～）
厚生労働省情報政策参与（2014年～）
内閣官房パーソナルデータ検討会委員（2013年～）
内閣官房新戦略推進専門調査会分科会構成員（2013年～）
内閣官房次世代医療ICTタスクフォース（2014年～）
内閣官房社会保障制度改革推進本部医療・介護情報の活用による改革の推進に関する専門調査会委員（2014年～）

第4章 DPCデータベースを用いた臨床疫学研究

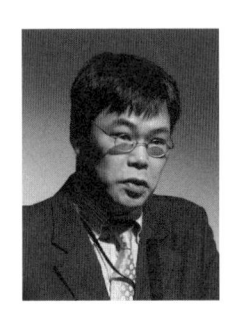

康永 秀生（やすなが ひでお）

東京大学大学院医学系研究科 公共健康医学専攻 臨床疫学・経済学 教授

1994年に東京大学医学部を卒業。同大学病院で研修医を経て、2000年に東京大学大学院医学系研究科 公衆衛生学の博士課程に進学、2003年からは東京大学医学部附属病院企画情報運営部 助教、2008年より医療系政策学講座の特任准教授、2013年より現職。

第 5 章　医療情報の分析からみえる地域医療とその将来像

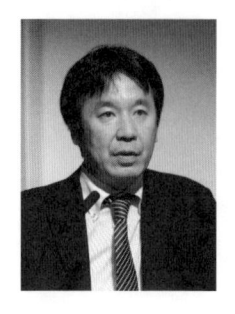

松田 晋哉（まつだ しんや）

産業医科大学医学部 公衆衛生学講座 教授

1960 年岩手県生まれ。1985 年産業医科大学医学部卒業。1992 年フランス国立公衆衛生学校卒業。1993 年京都大学博士号（医学）取得。同年産業医科大学医学部公衆衛生学講師。1997 年産業医科大学医学部公衆衛生学助教授。1999 年より現職。
専門領域：公衆衛生学（保健医療システム、医療経済、国際保健、産業保健）　主要著書：「基礎から読み解く DPC 第 3 版―実践的に活用するために」（2011、医学書院）、「医療のなにが問題なのか：超高齢社会日本の医療モデル」（2013、勁草書房）

第 6 章　日本における医療情報と個人情報保護の法的側面

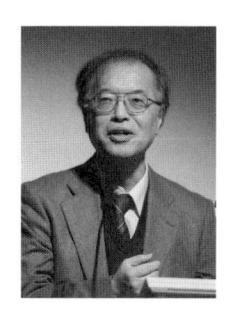

樋口 範雄（ひぐち のりお）

東京大学法科大学院 教授

1974 年に東京大学法学部を卒業。同助手、1978 年から学習院大学法学部専任講師、同助教授、同教授を経て、1992 年より現職。

第 7 章　患者の立場からみた医療情報と個人情報保護

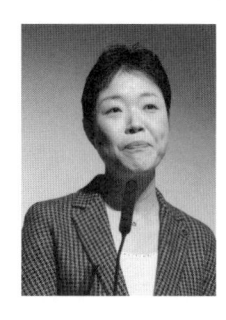

山口 育子（やまぐち いくこ）

NPO 法人 ささえあい医療人権センター COML（コムル）理事長

大阪市生まれ。自らの患者体験から、患者の自立と主体的医療への必要性を痛感していた 1991 年 11 月 COML と出会う。活動趣旨に共感し、1992 年 2 月に COML のスタッフとなり、相談、編集、渉外などを担当。2002 年 4 月に法人化した NPO 法人ささえあい医療人権センター COML の専務理事兼事務局長を経て、2011 年 8 月理事長に就任。